AF373101

PETITE BIBLIOTHÈQUE MÉDICALE

A **2** FR. LE VOLUME.

HYGIÈNE
DE LA TABLE

PAR

Le Docteur DEGOIX

Rédacteur en chef du *Petit médecin des familles* et de l'*Hygiène pratique*
Vice-président de la Société de l'Hygiène de l'enfance
Membre du Conseil d'administration de la Société française d'hygiène
Membre de la Société de médecine pratique
Officier d'Académie.

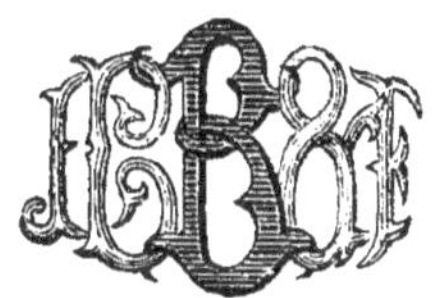

PARIS

LIBRAIRIE J.-B. BAILLIÈRE ET FILS

19, rue Hautefeuille, près du boulevard Saint-Germain

1892

—

HYGIÈNE

DE LA TABLE

HYGIÈNE

DE LA TABLE

PAR

Le Docteur DEGOIX

Rédacteur en chef du *Petit médecin des familles* et de l'*Hygiène pratique*
Vice-président de la Société de l'Hygiène de l'enfance
Membre du Conseil d'administration de la Société française d'hygiène
Membre de la Société de médecine pratique
Officier d'Académie.

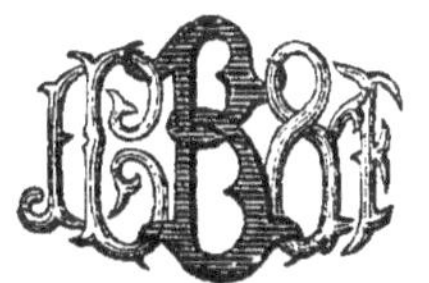

PARIS

LIBRAIRIE J.-B. BAILLIÈRE ET FILS
19, rue Hautefeuille, près du boulevard Saint-Germain

—

1892

PRÉFACE

A table, Messieurs !

Et voici que l'on se met à table.

Oh ! que d'inflexions de torses diverses !

Que de fourchettes maniées , les unes avec une activité fébrile, les au tres avec une sage lenteur !

Ces dernières, plus savantes et plus louables.

Puis les vins, dans les verres différemment modulés

L'un les savoure et fait claquer sa langue, ce qui n'est pas d'un goût exquis.

L'autre vide d'un trait le calice ! celui-là, nous l'abandonnons aux remords de son estomac.

Quelques-uns, plus discrets, se contentent de boire quand ils ont soif, et sans trop appuyer sur la chanterelle.

Ces derniers ont décroché notre timbale, pour parler la langue *fin de siècle*.

Tout cela, ou plutôt tout ceci pour en venir à cette invariable et obsédante vérité qu'il y a une *hygiène de l'estomac*.

Ah ! si nous voulions procéder scientifiquement et compendieusement, écrire de gros volumes, élaborer d'interminables traités, comme il nous serait facile de prouver que l'estomac est la place forte.....

Mais nous aimons mieux renvoyer le lecteur à l'ancienne histoire, ou, s'il l'aime mieux, à l'histoire ancienne de Ménénius Agrippa, lequel apaisa chez les Romains une grande révolte en leur racontant (ces temps ne sont pas près de nous) l'intime parenté qui existe entre les *Membres* et *l'Estomac.*

Histoire ancienne, avons-nous dit, mais plus nouvelle que jamais.

Fut-il jamais un temps où l'estomac, sir Gaster, n'ait appelé sur lui la sollicitude de la médecine ? Avouez que ce serait là un beau sujet de dissertation, si nous voulions nous y arrêter.

— Il faut pourtant bien manger ! nous disait présentement un de nos malades.

— Il faut manger, lui répondions-nous, cela est hors de doute, cela est indispensable, et malheur à celui qui *régulièrement* n'obéit pas à cette loi, mais encore faut-il *savoir manger.*

Tout est là.

Tout, vous m'entendez bien.

Dans la publication que nous mettons aujourd'hui sous vos yeux, cher lecteur, vous trouverez, sous une forme parfois joviale, mais jamais pédante, (ne fût-ce que pour ne pas troubler vos précieuses digestions) des préceptes qui peuvent vous être essentiellement utiles.

Si vous les suivez, vous nous remercierez alors de la liberté de votre pensée, reconquise ou conservée, de la liberté de votre cerveau, de la liberté de votre esprit, en un mot, ce qui n'est pas peu.

Si vous ne les suivez pas, il ne nous reste plus qu'à vous plaindre, et quand vous viendrez à notre cabinet nous confier vos douleurs (des douleurs hélas ! trop communes) nous vous répondrons avec sérénité : « Vous n'avez donc pas lu notre *Hygiène de la table* ? »

Dr DEGOIX.

HYGIÈNE DE LA TABLE

L'ART DE MANGER.

Qu'on ne s'attende pas ici à un historique plus ou moins complet de l'art de manger dans le monde entier, car on mange partout, nous a-t-on dit. En nous imposant un pareil programme, nous nous condamnerions à des études que n'ont prévues ni Mme la comtesse de Bassanville, ni Monselet, ni le baron Brisse, ni avant eux, Brillat-Savarin et Grimod de la Reynière. Il nous faudrait peindre en traits légers le Chinois accroupi sur ses nattes et maniant ses fines baguettes dans son riz saupoudré de carri ; l'Auvergnat dévorant sur le pouce son lard jaune et son pain de méteil ; le Romain couché sur son lit et savourant avec une artistique sensualité la succulente laitance des murènes : le Hottentot gonflé de terre glaise et le Néo-Zélandais faisant des vieux membres de sa famille d'effroyables biftecks, dont la coriacité le dispute à l'immoralité.

Non, asseyons-nous plutôt à une table bien servie et voyons ce que nous y ferons.

J'imagine tout d'abord que vous ne vous êtes pas

gorgés de fallacieux apéritifs. Oh ! les apéritifs ! Quelles épithètes inventerions-nous pour les maudire ? Quelles lois ne voterions-nous pas pour les proscrire ; ces assassins verts ou jaunes, bruns ou grenat, des estomacs modernes, ces destructeurs de tout appétit, ces dissolvants de toute société, ces exécrables *empêcheurs* de manger en rond ? C'est par eux qu'on ne mange plus que par le principe ; c'est par eux que l'estomac perverti boude devant les plus alléchantes cuisines, c'est par eux que la bonne humeur légendaire des Français sombre misérablement dans je ne sais quelle névropathie à laquelle nous devons les crimes raffinés de nos décadents et les stupides hypocondries de notre génération saturée de morphine et d'alcool.

Or, voici que sur la table paraît la fumante soupière. Les narines se dilatent et hument avec avidité. Un recueillement solennel tombe du plafond sur les convives, puis les cuillers entonnent simultanément un chœur cher à Béranger, ce grand prêtre de la soupe et du bœuf.

Mais ce n'est pas tout que d'apporter à table un excellent appétit. Il importe de savoir auprès de qui on est assis. Le mal est qu'on n'a pas toujours à loisir le droit de choisir ses voisins. Souvent ne vous est-il pas arrivé de tomber sur des gens qui mangent avec de formidables bruits de mâchoires et de gloutonnes aspirations qui s'exhalent par le nez avec d'horribles sifflements ? Je ne parle pas d'autres imperfections qui malheureusement affligent les mangeurs, surtout les grands mangeurs. Voilà pourquoi je préconiserai surtout les agapes où peu de convives se réunissent, tous se connaissant bien et sachant manger. Dans ces conditions, la table est le régal le plus exquis que l'on puisse imaginer. Une bonne humeur qui n'est pas cherchée, qui n'est due à aucune excitation, préside à cette réunion d'élite. On mange et on boit avec d'autant plus de plaisir que l'on se sent entouré de chaudes sympathies. Les plus simples mets sont appréciés comme le seraient les plus ruineuses fantaises des Lucullus contemporains. Les conversations s'engagent tempérées, discrètes, et ceux qui ont de l'esprit, voire l'esprit de l'estomac, le manient avec délicatesse pour ne pas troubler, par les brusques secousses d'un rire exagéré, le religieux travail de la digestion. Ce n'est que dans ces conditions qu'un repas est acceptable. Un peu de médisance ne messied pas à des personnes qui veulent bien dîner. La médisance repose et ne laisse pas de remords, parce que tout à l'heure, le bon vin qui délie les langues pousse à l'indulgence et fait trouver meilleur ce que l'on jugeait mauvais une heure auparavant. Du haut du ciel, sa dernière demeure, cet excellent Azaïs peut être content. Son système des compensations a encore une fois prévalu.

Je ne saurais donc trop insister sur le voisinage, condition indispensable d'une harmonie qui ne tardera pas à s'établir entre le cerveau et l'estomac, ces deux frères ennemis qui ne demandent qu'à être réconciliés, mais que nous nous obstinons à entretenir en termes si tendus.

Une des grandes ennemies de la table, comprise

comme nous la comprenons, c'est la politique. Non, pas de politique à table ! Et nous n'avons pas seulement en vue ces grotesques banquets où, dans une salle empuantée, les électeurs s'assemblent et s'empilent sous le prétexte plus ou moins spécieux d'assurer notre bonheur. A propos, savez-vous ce que l'on sert à ces défenseurs interlopes de la société ? Du veau et de la salade, rien que du veau et de la salade ! Il semblerait que sans l'intervention de ce bœuf mal venu et de cette herbe monstrueusement aspergée d'huile d'œillette et d'ineffable vinaigre, la politique ne serait plus la politique. Aussi, que voit-on sortir de ces repas sordides ?

. . . .

Mais, que viens-je faire ici, moi qui écris ces lignes au sortir d'une réunion d'amis m'excitant et m'échauffant sur ces diablesses de questions où je ne vois rien, pas même du feu ? N'ai-je pas recommandé le plus grand calme à ceux qui, comme nous, tiennent à conserver l'équilibre de leurs facultés (voir M. de La Palisse), étant donné que l'estomac est le souverain maître de ces intimes évolutions ? J'avoue que je n'aimerais pas non plus dîner avec les philosophes ou les moralistes qui jonglent entre deux plats avec de laborieux axiomes ou des aphorismes plus ou moins prétentieux.

Aussi, je reviens bien vite à mes moutons. De l'appétit en vous asseyant à table ; manger doucement, et surtout — soyons techniques ! — mastiquer les aliments avec sollicitude, pour mieux les assimiler ; boire modérément et des meilleurs crus, de la régu-

larité, encore de la régularité; et quand vous aurez
obéi à ces prescriptions, ne vous étonnez pas si vous
considérez avec plus de sérénité les choses hu-
maines, et si vous n'êtes pas disposés à pardonner à
vos concitoyens le mal qu'ils vous ont fait, y
compris celui qu'ils méditent de vous faire encore.

LE LAIT

Ce serait peut-être tomber dans l'exagération que
de prétendre que le lait seul suffirait à la nourriture
de l'homme. En tout cas, pour certaines maladies, il
a été administré à l'exclusion de tout autre breuvage,
et on est encore à contester son efficacité. Nous pouvons dire qu'il a accompli des cures, qui tiennent du
prodige. Aussi le lait a-t-il droit à toute notre reconnaissance, lui qui nous prend au berceau pour nous
conduire, alors que nous sommes obligés de l'appeler
à notre secours, aux extrêmes confins de la vieillesse.

On peut dire qu'à Paris, depuis une dizaine d'années seulement, la consommation du lait a décuplé.
Son prix très abordable en a fait pour le vin un rival
redoutable en le mettant à portée de toutes les bourses. La médecine s'en sert à profusion comme agent
thérapeutique et bientôt il ne faudra pas se montrer

trop surpris de compter autant de débits de lait que de vin.

Hélas ! Pourquoi faut-il que ces deux boissons dont l'une, le lait, pourrait être à plus juste titre comparée à un aliment complet, ou peu s'en faut, soient tout spécialement visés par ces malfaiteurs qui déploient un génie presque démoniaque, à frauder les substances qui nous sont les plus utiles pour ne pas dire les plus nécessaires ? (1)

Nous ne nous plaindrions pas trop d'un léger mouillage, d'un peu d'eau que l'on verserait dans le lait pour le rendre plus abondant. Ce n'est là que l'enfance de l'art ou plutôt de l'industrie, et c'est devenu, grâce à notre indulgence ridicule, une sorte d'honnêteté relative.

Malheureusement on ne nous livre que trop souvent du lait qui n'est pas du lait. Voilà ce qui nous met hors de nous, voilà pourquoi nous appelons toutes les foudres des lois sur les détestables têtes de ceux qui nous escroquent, grâce à une odieuse substitution, notre santé et de plus notre argent.

De l'eau, toujours de l'eau, du phosphate de chaux et autres ingrédients composent en grande partie certains laits que l'on boit encore à Paris. C'est en vain que le laboratoire municipal multiplie ses efforts et ses investigations, il se reconnaît lui-même impuissant à endiguer ce débordement de duperies sur la qualité de la marchandise vendue.

(1) Voy. Macé : *Les substances alimentaires étudiées au microscope, surtout au point de vue de leurs altérations et de leurs falsifications*. Paris, 1891.

La chimie s'est subrepticement glissée dans les campagnes ; elle a pris place au foyer et dans l'étable du plus humble paysan, qui dispute au citadin plus dépourvu de principes le privilège de l'adultération. Lui-même opère, et il n'y va pas de main-morte. Le contrôle exercé sur les laits qui arrivent à Paris de toute la France, excepté des endroits où on le réserve exclusivement pour les fromages, est d'ordinaire bien et dûment contrôlé, mais y a-t-il assez d'employés pour ce travail colossal, et Paris ne fourmille-t-il pas de louches laboratoires où le précieux breuvage est indignement falsifié ?

Cependant nous sommes heureux de reconnaître qu'il y a de bon lait à Paris, et qu'il est toujours facile de s'en procurer. Pour cela, il faut autant que possible éviter les intermédiaires et s'adresser directement aux laitiers nourrisseurs qui le recueillent à Paris, ou dans leur étable de la province.

Nous avons dit un peu plus haut que le lait était un aliment, ou pouvait passer pour un aliment presque complet.

S'il ne convient pas en effet à tous les tempéraments, ceux qui sont capables d'en ingérer une grande quantité pendant un certain temps peuvent parfaitement se passer du boucher. En faire une nourriture exclusive serait impossible, mais dans certaines maladies d'estomac, le lait intervient d'autorité et lui rend la plupart du temps la vigueur qu'il a perdue.

Combien de fois avons-nous répété que pour l'enfant le lait de sa mère était supérieur à tout. Au cas où la mère, trop débilitée ne pourrait nourrir, le lait d'ânesse ou le lait de chèvre est tout indiqué.

Ce lait, tiré devant vous, à la mamelle, n'a subi aucune préparation qui en ait altéré la pureté.

Innombrables sont les maladies où le lait joue un rôle providentiel. Citons la dyspepsie, l'enterite, les diarrhées, la dyssenterie, la goutte, l'hydropisie, etc., et nous n'aurons pas tout dit.

On ne saurait donc trop faire pour préserver ce bienfaiteur de notre humanité si physiquement appauvrie des tentatives criminelles de tous ces chimistes d'occasion, pour qui l'argent n'a pas plus d'odeur que n'en avaient les cadavres d'un ennemi, pour nous ne savons plus quel empereur romain.

LES ŒUFS

Quelques statisticiens (et nous ne dissimulerons pas plus longtemps le culte particulier que nous professons pour la statistique) se sont donné la peine de calculer combien se dévoraient d'œufs non seulement en France mais encore sur toute la surface de ce globe terraqué. Ces heureux statisticiens jonglent avec des milliards.

Il est pourtant une vérité qui est bonne à reconnaître et à proclamer, c'est que l'œuf, sous toutes ses formes, tient une place considérable dans la consommation générale, entre le pain et la viande. Sous un volume relativement restreint, il renferme les éléments nutritifs les plus précieux, Malheureusement on s'en fatigue vite ; mais on y revient toujours.

Les œufs de poule sont ceux que l'on préfère à tous les autres. Plus fins et plus délicats, ils sont aussi mieux acceptés par l'estomac qu'ils chargent moins.

Nous avons beaucoup entendu vanter les œufs de vanneau, de tortue, de pintade, d'oie, voire d'autruche ; nous leur opposons catégoriquement l'œuf de poule qui a au moins le mérite, à défaut d'autres, d'être plus répandu et de plus facile accès.

Leur puissance alimentaire étant hors de discussion, nous demanderons aux œufs tout d'abord d'être frais.

Nous ne sommes pas sans savoir que dans certains pays les indigènes ne mangent les œufs que lorsque le poulet a déjà fait son apparition dans la coquille. Chacun son goût, comme pour les couleurs. Quant à nous, nous le répétons, nous en tenons pour l'œuf frais.

Pourquoi?faut-il le dire? A moins d'avoir des fournisseurs spéciaux et dont on soit bien sûr, l'œuf frais est à Paris le *rara avis*. Même en y mettant le prix, chez la plupart des marchands, on est indignement trompé. Aussi ne saurions-nous nous lasser de nous pâmer devant ces gens qui, épris de simplicité et de nature, s'en vont habiter les faubourgs ou le pourtour des fortifications,dans le seul but d'y élever des poules qui leur fourniront un comestible authentique et peu coûteux. On y joint quelques lapins, une chèvre. et voilà l'hygiène de la famille presque assurée.

C'est que de nos jours les falsifications se sont sérieusement mises de la partie, s'attaquant à tout, visitant tout et confisquant la nature au bénéfice d'une science ingénieuse et perverse, pour laquelle nous nous sentons la haine la plus cordiale.

Il est parfaitement avéré, par exemple, qu'en Angleterre les poules pourraient d'ores et déjà se dispenser de pondre. Les Anglais, toujours machiavéliques, font eux-mêmes leurs œufs ! Le mal est qu'ils ne les mangent peut-être pas, mais en infestent le commerce de leurs voisins.

Pour vérifier la fraîcheur des œufs, il est un procédé que nous ne pouvons passer sous silence. Aux Halles centrales de Paris, où s'exercent tant de professions diverses et quelque peu cabalistiques, nous signalerons, parmi ces professions, celle de *mireurs d'œufs*.

Les gens experts dans le métier jugent l'œuf à la lumière. C'est vite fait et concluant. Le moindre trouble dans la coquille rend l'œuf suspect.

Le système qui prévaut consiste à les plonger dans de l'eau additionné d'un peu de sel. L'œuf frais va tout droit à fond; s'il surnage, c'est qu'il a déjà commencé à être couvé ou que l'intérieur est altéré (1).

Il n'y a pas encore si longtemps qu'on a trouvé le moyen de conserver les œufs deux ou trois semaines.

______

(1) Voy. Héraud : *Les Secrets de l'Alimentation*, Paris, 1890 (*Bibliothèque des Connaissances utiles*).

Sitôt éclos, on les soumet à un bain de lait de chaux et la coquille devient impénétrable à l'air. Il va sans dire que nos préférences pour l'œuf absolument frais subsistent toujours.

Mangés crus, les œufs ont de très appréciables qualitrés nutritives. Quelques chanteurs en gobent un ou deux, avant d'entonner le *grand air*, et ils s'en trouvent bien.

Les diverses façons d'accommoder les œufs sont très connues. C'est une affaire d'estomac, mais on peut dire que les œufs, sous quelque forme qu'ils soient servis, sont facilement digestibles dans les conditions normales de santé.

LE BOUILLON ET LE BŒUF

— Qu'est-ce que le bouillon?

— Qu'est-ce que le bœuf?

Au point de vue de l'alimentation, bien entendu, n'oublions pas que le bouillon reste le bouillon, tandis que le bœuf, complètement transformé en sortant de la marmite, prend le nom populaire de *bouilli*.

D'ardentes discussions se sont engagées autour de ce traditionnel pot au feu. Les uns veulent que le bouillon soit exclusivement absorbé, à la grande honte du bouilli qui resterait inactif et auquel on ferait parfois, dans les cas spéciaux, l'honneur d'un peu de vinaigre pour l'introduire dans notre économie. D'autres, mus par des sentiments que nous aimons à croire absolument désintéressés, en tiennent pour le bouilli contre le bouillon.

Nous demandera-t-on notre opinion? Elle ne changera certainement rien aux choses établies, mais il ne nous déplait pas d'intervenir dans un débat où nous pouvons peut-être détruire quelques préjugés, réformer des idées préconçues et donner, autant que possible, la note juste que se sont si passionnément attribuée tous ceux qui, comme nous, ont traité presque avec passion de l'hygiène familiale... et générale.

Certaines théories ont voulu, et nous l'avons déjà dit, que le bouillon ne fût excellent qu'à condition que le bœuf lui-même eût perdu toutes ses qualités nutritives. Est-il bien sûr que le bœuf ou n'importe quelle viande, détrempée pendant quelques heures dans de l'eau bouillante, y perde tout ce qu'elle peut renfermer d'éléments constitutifs et reconstituants? C'est ce que nous demandons. Est-il bien sûr, d'un autre côté, que ces éléments nourrissants qui se communiquent au bouillon, ne perdent pas une partie de leur vertu par l'inévitable évaporation qui se produit pendant la cuisson?

Sans jeter plus longtemps un coup d'œil indiscret sur ce travail mystérieux qui se fait « dans la marmite », comme la soupe aux choux, nous pouvons, ayant nettement posé la question, la décider sans trop de fatuité. Le bouillon, à notre avis, peut être très nourrissant, si on surveille avec un soin jaloux son évaporation, et le bœuf, à son tour, peut être un élément de nutrition très actif si, par un mijotage trop prolongé on ne lui supprime pas sa propre nutrivité.

Mais qui donc aura le courage de rester cinq ou six heures près d'un pot-au-feu?

De là, des bouillons déplorables, des bœufs récalcitrants, et un mécontentement universel des estomacs déçus et inassouvis.

LES SOUPES ET LES POTAGES

Nous ne reviendrons plus sur la soupe et le bœuf dont nous nous sommes spécialement occupé. Nourriture éminemment parisienne elle méritait d'ailleurs de nous occuper d'une façon toute particulière.

Il ne faudrait pourtant pas croire que ce soit là l'exclusif potage, dont nous nous contentions.

La *soupe à l'oignon* dont la réputation n'est plus à faire a ses vertus topiques et une merveilleuse efficacité. Elle est essentiellement digestive, et le fromage lui-même qu'on y ajoute n'ôte rien, au contraire, à ses qualités nutritives. Pour les gens qui vivent la nuit, autrement dit les noctambules, il est certains restaurants où cette préparation si connue atteint son *summum* de parfum, qui, aux heures prescrites par la mode qui règle aussi nos estomacs, jette d'un bout à l'autre de nos boulevards ses bouffées de parfum que l'on accueille inévitablement par cette exclamation gourmande : « Comme on en mangerait! »

Il n'en est pas moins vrai que la bonne, l'honnête, la robuste et l'auvergnate *soupe aux choux* n'a pas encore été détrônée. Nous ne la recommandons pas aux estomacs faibles, mais nous estimons que les gens qui se portent bien ne commettraient pas une trop grave imprudence en en mangeant quelque formidable *potée*. Si le chou est, pour certains, difficile à digérer, il a aussi des qualités qu'il serait futile de discuter. Saturé d'iode, il exerce sur le sang une salutaire influence. Accompagné de son lard odorant, de son bout de saucisson et d'un morceau de bœuf (en Bretagne, on préfère la vache, peut-être non sans raison) il présente un plat des plus appétissants, après avoir laissé dans son bouillon les traces succulentes de son passage. Donc, un bon point à la soupe aux choux.

Nous ne parlerons que pour mention de la *soupe au lait*, très-utile pour les enfants, mais qui, en général, ne sourit guère aux grandes personnes.

La *panade* ne saurait guère convenir à cette catégorie de personnes dont il vient d'être question. Les malades pourtant l'acceptent avec plaisir.... quand ils ne peuvent ingurgiter autre chose.

Nous en dirons autant de la *semoule*, du *vermicelle*, et des différentes *pâtes*, qui remplacent si souvent le pain dans les potages de nos restaurants.

Le *potiron*, depuis quelque temps surtout, est en

faveur auprès du public parisien. Nous nous abstiendrions de le recommander. Selon l'expresion auvergnate, il n'est pas très-nourrissant, mais en revanche, il tient beaucoup de place.

Les estomacs blasés ont mis dans la circulation différentes autres soupes.

Il n'est pas toutefois indifférent que nous touchions un mot de la *julienne*. Les personnes fatiguées et sujettes à des constipations obstinées feront bien d'en user. Ce mélange de légumes variés, découpés de telle façon que l'ingestion n'en est plus, pour ainsi dire, qu'un jeu d'enfant, est essentiellement rafraîchissant, et pour peu que le bouillon contienne en quantite suffisante du suc de viande. cela vous constituera un aliment des plus sains et des plus topiques.

Il est de mise, dans un certain monde et à certaines heures, de manger un potage indéfinissable et qui a nom *potage à la bisque*. Ou ce potage est bon, ou il est horriblement mauvais. Les restaurants de nuit en profitent pour écouler sous la forme d'un liquide jaunâtre des stocks d'écrevisses qui ne pourraient trouver d'autre emploi. Les maîtres d'hôtel qui se respectent composent leurs bisques de piments frais et de certains crustacés qui n'ont pas trop mijoté dans les chaleurs de l'office. En y mettant le prix, avouons que l'on peut encore en trouver. Quant à préconiser ce potage au point de vue de l'hygiène, halte-là! Nous avons parlé des estomacs surmenés et qui ont besoin d'être *fouettés*, mais nous ne nous adressons nullement ici aux personnes saines, régulières dans la vie et qui n'ont pas besoin d'excitants pour que les digestions s'accomplissent dans leur intégrité.

Nous ne dirons pas trop de mal de la *soupe aux nids d'hirondelles*. Elle est extrêmement nourrissante; mais en présence de cette gélatine, on se sent pris d'une certaine répugnance très difficile à surmonter. Outre quoi, nous n'apprendrons rien à nos lecteurs en leur disant que les nids d'hirondelles sont hors de prix. Nous ne savons pas, nous ne croyons pas du moins, que ce comestible ait été imité par les industriels parisiens qui imitent tant de choses.

La tortue n'est pas tellement rare à Paris que l'on ne puisse de temps en temps s'en faire un potage qui a bien ses qualités. Les Anglais adorent le *turtle-sup*, mais ils ont beaucoup plus de tortues que nous. Laissons-les donc ingurgiter leur potage de prédilection, pourvu toutefois qu'ils nous permettent de manger tranquillement nos grenouilles.

Chaque pays a d'ailleurs ses soupes particulières, qu'il serait trop long d'examiner au double point de vue de la composition et de l'hygiène.

LES VIANDES DE BOUCHERIE

Les principales viandes, celles du moins qui entrent le plus efficacement et le plus communément dans l'alimentation générale sont : 1º Le bœuf; 2º le mouton ; 3º le veau : 4º le porc ; 5º le cheval.

Nous ne parlerons qu'incidemment du mulet, bien que depuis quelque temps il se soit élevé nombre de boucheries spéciales, où la viande de mulet est débitée comme les viandes ci-dessus cataloguéés.

Paris est sans contredit la ville du monde où il se consomme le plus de la viande des animaux dont nous venons de parler.

Le bœuf tient la première place, et il la tient à juste titre dans l'alimentation parisienne.

Entrez dans n'importe quel restaurant, le matin à onze heures ou à midi, heures auxquelles ce peuple de travailleurs a l'habitude de prendre ses repas, et vous entendrez, si vous y tenez, des milliers de fois faire cette commande brève et significative :

— Un ordinaire !

L'ordinaire, c'est la soupe et le bœuf, c'est-à-dire ce qu'il y a de plus simple, de plus rudimentaire, mais aussi de moins périlleux pour des bourses rarement atteintes de pléthore.

Notre économie animale s'assimile le bœuf avec une merveilleuse facilité, qu'il soit rôti ou présenté de toute autre façon, voire crù, ce qui dans certains cas est indispensable. Cet estimable ruminant entre en nous-même avec un parfait naturel et une aisance exquise.

Le mouton nous donne une viande autrement sapide et certes nous ne médirons pas de ses qualités nourrissantes. Comme nous devons au bœuf ses succulents et robustes roatsbeefs, nous avons une tendre reconnaissance pour le mouton de vouloir bien orner nos tables de ces gigots savoureux que l'on met à découper une certaine et familiale coquetterie. Nous l'aimons même dans les déchets qui servent à confectionner ce « ragoût aux pommes », un des mets parisiens les plus recherchés, pas toujours de premier choix dans les restaurants, mais amoureusement et triomphalement traité dans les cuisines bourgeoises. Le mouton tire surtout sa valeur de sa provenance. La Bretagne, avec ses collines, remplies d'herbes odoriférantes et ses prairies salines, fournit les moutons les plus estimables.

On pourrait presque dire que le *veau* est une viande exceptionnelle. A peine est-ce de la viande. C'est une matière hybride, généralement difficile à mâcher dans certaines conditions, excepté quand il est mangé froid. On le pique communément avec des lardons, pour relever son goût, qui, sans cette opération, serait parfaitement insapide. On a dit que c'était la viande des malades. Cet axiome, nous le repoussons comme faux et détestable. Le veau est tout au plus un mets d'amateur, quand il est apprêté avec des pois, des carottes, des pommes de terre ou de l'oseille, toutes choses qui ne conviennent guère aux malades, et que pourraient tout au plus se permettre les convalescents. Et pour que cette viande ne soit pas nuisible, il faut qu'elle soit complètement cuite. On ne saurait manger du *veau saignant* ; la locution n'existe pas dans notre langue. Usons-en, si vous le voulez, de temps à autre, pour nous distraire du bœuf et du mouton, mais gardons-nous bien de lui donner à nos tables une place qui serait usurpée.

Le cochon est lui aussi bien controversé. Nous lui pardonnons beaucoup parce que, dans la capricieuse alimentation des Parisiens, il apparait comme le *deus ex machina* des comestibles absents. Il partage ce privilége avec la fameuse omelette dont on gave les convives inattendus. On l'a accusé de répandre parmi nous la trichine, mais les cas en sont si rares et l'usage du porc est si répandu ! En manger nonobstant avec discrétion.

« La plus noble conquête que le boucher ait faite est sans contredit le cheval. » Quelque effort qu'aient jusqu'ici tenté les hippophages, ils n'ont que médiocrement réussi à convaincre Paris. Que voulez-vous ? Ça n'est pas dans les habitudes. Ce qui n'empêche pas que, dans certains quartiers dits pauvres, le cheval intervient, grâce à la modicité de son prix, très efficacement. La surveillance la plus rigoureuse doit toutefois être exercée sur la viande de ces animaux debout ou tués.

POULETS, CANARDS ET PIGEONS

Quand un de vos amis vous dira : « Venez donc chez moi ce soir, je veux vous faire manger d'un poulet de grain ? .... » Accompagnez d'abord votre ami, pour peu que vous n'ayez aucune raison de douter de sa véracité, puis, quand vous vous serez bien assuré que votre bonne foi n'a pas été surprise, jouez prestement de la fourchette. N'est-ce pas qu'il est cuit à point, doré, tendre, succulent, et que l'estomac qui le convoite, l'accepte comme une proie attendue ? Foin des vieux coqs qui ont cessé de plaire et des poules rocailleuses que l'on ne rencontre que trop dans nos rôtisseries parisiennes, et vive le poulet de grain. Si le vin est bon, ne craignez pas de l'arroser et même d'y joindre quelques asperges. Après quoi, remerciez votre ami avec effusion, et rentrez chez vous, avec cette intime conviction que vous avez fait œuvre pie à l'endroit de votre estomac.

Tout poulet, d'ailleurs, pris à son époque, c'est-à-dire âgé de deux ou trois mois à peine, a également droit à notre respect et à toute la sollicitude de nos appétits. Ce n'est pas que la chair en soit très nourrissante, mais nous sommes de cet avis que tout ce qui se mange avec plaisir contribue au bien-être moral et physique des tristes gastronomes que nous sommes.

Les poules aussi, quand on ne les a pas laissé tomber dans une inféconde sénilité, ne laissent pas que d'occuper dans nos pots à soupe une situation des plus estimables. Leur bouillon viendra en aide aux estomacs débilités, et les convalescents l'absorberont avec reconnaissance. Accommodée au riz, la poule, si elle est bien tendre, forme un plat de résistance fort en honneur dans la bourgeoisie parisienne. En tout cas, c'est une alimentation qui défie la critique.

Le malheur est qu'on s'en lasse trop facilement, ce qui n'arrive pas avec les viandes de boucherie, toujours en première ligne dans notre systême alimentaire.

Bien que plus aristocratique, parce qu'il est plus rare et partant plus cher, le *faisan* ne saurait détrôner le poulet. Il ne répond qu'à une mode, le faisan, tandis que le poulet répond à une nécessité; de là son incontestable supériorité.

Quant au *canard*, nous ne médirons pas trop de son intervention dans nos cuisines. Il a, savez-vous, bien des qualités, que savent apprécier les estomacs vigoureux. Plus nourrissant que le poulet, il est aussi plus difficile à digérer. Les cordons-bleus de Paris ne reçoivent de diplôme régulier qu'après avoir apporté au jury un canard tout entier, bien cuit dans une casserole et victorieusement couronné de navets.

Le canard a des mœurs domestiques très estimables. Cham, le célèbre caricaturiste, en avait un qui le suivait partout, et lorsque les cris étourdissants de l'animal familier l'agaçaient, il se contentait de lui montrer du bout du doigt un plant de navets ou de petits pois qu'il entretenait à cet effet dans un coin de son jardin. Car le petit pois partage avec le navet l'honneur d'escorter dans sa tombe (ou si l'on aime mieux dans sa cocotte) le pauvre canard voué au coutelas du cuisinier. Non, nous ne médirons pas du canard. Les véritables amateurs en mangent d'ailleurs très-peu, parce qu'ils en connaissent les inconvénients et qu'ils se sentent peu disposés à les braver. La chair du *canard sauvage* a une saveur toute particulière et très estimée des bons mangeurs, mais il est parfois coriace. Au point de vue nutritif, il satisfait aux plus rigoureuses conditions de l'hygiène gastronomique. Il se mange généralement rôti et n'est pas habitué à être autrement accommodé. Le canard domestique se prête à des épreuves culinaires beaucoup plus multipliées.

Du canard au *pigeon*, nous n'avons guère qu'un pas à faire et le voici franchi.

Au temps où les paris étaient à la mode, deux joueurs à outrance, atteints de ce mal qui échappe à la médecine la plus vigilante, parièrent une somme fort considérable. L'un deux soutenait qu'il mangerait du pigeon, rien que du pigeon, pendant un mois entier, vous m'entendez bien, du pigeon, rien que du pigeon, à l'exclusion de toute autre nourriture. Le parieur ne réclamait que la liberté des sauces. Les premiers jours, tout marchait à merveille. La semaine s'écoula sans encombre, mais survint une heure où l'estomac se révolta contre la monotonie de cette alimentation, et il fallut, comme on dit, se forcer. Tout-à-coup, amaigrissement, décoloration du teint, tristesse profonde, hypocondrie. Il fallut en un mot cesser au bout d'une dizaine de jours ce régime par trop uniforme.

Prenez donc du pigeon, mais n'en prenez pas trop. Nutritif, il ne l'est guère, mais le pigeonneau peut être quelquefois donné aux malades. En salmis, il peut figurer avec honneur dans un repas de famille.

On connaît les différentes manières de l'apprêter et nous n'avons pas ici à faire un cours de cuisine.

Le pigeon n'est d'ailleurs qu'une fantaisie culinaire. Il est à la perdrix ce que l'escargot est à l'huître.

LE GIBIER

Quelle est la meilleure espèce de gibier pour un estomac délicat ? A cette question je répondrai sans détours, qu'un estomac malade, digérant mal, atteint en un mot, de dyspepsie, doit, en général, s'abstenir de gibier. Mais après cette restriction, rien ne m'empêche plus de reconnaître que la venaison offre des qualités nutritives et acquiert, selon la préparation qu'on lui fait subir, un goût qui flatte le palais et rend bien pénible pour certains amateurs la privation de ce régal. Aussi, pour ne contrarier personne, je commence par déclarer, que je suis de l'avis de ceux qui aiment autant chasser le gibier que le manger. Après le fusil, la fourchette ; tel est l'apophtegme que nous réclamons au début de cet article de plume, de poil et de sauces. Quand le gibier est tué, il faut le manger. Beaucoup le préféreront faisandé, d'autres,

frais. La vérité est entre les deux : certains hygiénistes n'admettent dans la consommation que le gibier frais ; d'autres prétendent, au contraire, que si
quelques personnes trouvent la venaison d'une digestion difficile, c'est qu'elle n'est pas assez faite ou
qu'elle a été mal préparée.

Le gibier, à part quelques espèces, est en général
un aliment de facile digestion pour les bons estomacs,
et les espèces sauvages ou tuées à la chasse sont
plus nourrissantes et plus digestives. Ces qualités
tiennent à ce que l'exercice considérable que pren-
nent les différentes espèces de gibier développe les
fibres musculaires et les débarasse de la graisse et
de la gélatine qui s'y accumulent dans l'état de do-
mesticité.

Généralement, pour faire un civet, il faut un *lièvre* ;
mais quand cette dernière formalité a été accomplie,
rien ne vous empêche plus de vous offrir un des
mets les plus succulents qui se puissent rêver. Le mal
est qu'on en mange toujours trop et que nos estomacs
ne sont pas toujours disposés à s'en accommoder.
Le régal, retenez-le bien, est tant par la nature même
de cette viande sapide que par l'effet des épices dont
on l'inonde, d'une assimilation très échauffante.

Le *chevreuil* souffrira les mêmes observations.

Le *lapin de garenne* est plus léger, l'estomac le
digère plus allègrement.

Mais en réalité, tout gibier échauffe, jusqu'au
pigeon, jusqu'aux pierrots minuscules que le commerce parisien métamorphose aussi journellement
que cyniquement en *mauviettes*.

L'alouette, en son vol hardi, escalade les hauteurs bleues de l'empyrée pour retomber dans une cocotte où, sous sa barde de lard, elle mijote pour les gourmets un appétissant hors-d'œuvre.

Si jamais il vous arrive d'avoir un ami en Corse, priez-le, dans la bonne saison, alors que les myrtes et les genévriers sont en fruits, de vous expédier quelques douzaines de *merles.* Je connais certaines personnes qui ne les peuvent souffrir et je me contente de les plaindre.

Un animal intolérable, c'est le *faisan,* gallinacée prétentieux, que l'on pourrait presque tuer avec des bâtons, comme les manchots, et qui, en échange d'une balle, ne vous offre le plus souvent qu'une viande coriace et sans saveur, surtout à l'état frais.

Mille fois préférables sont les *cailles* et les *râles de genêts,* dont les chairs exquises flattent nos palais et sustentent sans douleur notre organisme débilité.

On ne nous pardonnerait pas de ne pas embrocher du bout de notre plume quelques *bécasses* et quelques *bécassines,* plus affriolantes encore. Ici, nous nous sentons sans forces pour la plus légère critique, lorsqu'elles ont subi les préparatifs culinaires indispensables.

Nous pouvons être sans entrailles pour les *perdrix* aux choux; si, ce gibier flatte le goût, il n'en exige pas moins un estomac en bon état.

Il va sans dire que notre nomenclature est incomplète et que le remords nous tient de n'avoir parlé ni de la *perdrix rouge,* ni de *l'écureuil,* qui est un gibier comme un autre, ni du *corbeau,* qui a la réputation de contribuer à faire d'excellents potages.

On peut, quand on a l'estomac solide, tâter du *sanglier*, voire de *l'ours*, mais nous n'encouragerons pas nos lecteurs à persévérer dans cette voie, qui enrichirait trop de médecins et de pharmaciens.

Nous opterions plus chaleureusement pour la bosse de *bison* ou les pieds d'*éléphant*, si les bisons et les éléphants, ou du moins les quelques spécimens difformes que nous en possédons n'étaient sévèrement gardés au Jardin des Plantes ou dans les ménageries privées.

Jules Gérard et Pertuiset ont mangé du *lion*, Bombonnel de la *panthère*.

S'il nous est permis de nous citer, après de si retentissantes personnalités, nous déclarerons avoir mangé, dans un restaurant de la rue Saint-Jacques, des côtelettes d'*antilope*, qui nous ont paru être tout ce qu'il y a au monde de plus exécrable, mais qui peut-être eussent fait la joie d'un fanatique disciple de saint Hubert.

LES SALAISONS.

Un de nos malades nous appelait tout récemment du côté de la Villette.

Nous y arrivâmes dans la journée, à l'heure où les ouvriers, telles des abeilles se répandant en dehors de leurs ruches, sortent de toutes les noires usines qui font de ce quartier un des quartiers les plus typiques de Paris. Notre étonnement, avouons-le, ne fut pas très grand de voir les hommes et les femmes se précipiter chez les marchands d'alcool, qui abondent dans ces parages, mais ce ne fut pas sans stupeur que nous constatâmes ceci, à savoir que la plupart des débitants de vins et liqueurs tenaient simultanément commerce de charcuterie et de salaisons. Et je vis alors, ce qui me rendit très mélancolique, que toute cette population de rudes travailleurs « s'empiffrait de cochonnailles » variées, depuis le populaire cervelas à l'ail jusqu'au lard fumé ; depuis la sardine de Nantes, dévorée crue avec sensualité, jusqu'à l'affreux hareng saur (vulgairement appelé *gendarme*) desséché, racorni, toujours saupoudré d'une fine poussière et manié par cent mains avant de disparaître dans un estomac calciné.

Ce tableau, que je ne veux pas pousser au noir, il vous est loisible, cher lecteur, de le contempler autour des Buttes-Chaumont, le matin, de onze heures à une heure, et quotidiennement. Comment voulez-vous que des gens nourris de si pitoyable façon ne soient pas en proie à une sempiternelle pépie ? Joignez à cela le feu de l'atelier, les miasmes absorbés, le travail qui met en nage, et peut-être serez vous plus indulgents pour ce vice de l'ivrognerie, que nos faubourgs parisiens poussent, comme on le sait, à son maximum d'intensité. Outre que les salaisons ne réparent rien dans l'économie généralement surmenée ; elles ne sustentent pas plus leur homme que le vin du *manne-zingue* ne le désaltère, et comme le vin, les salaisons entretiennent une continuelle irritabilité d'estomac, que l'on cherche à calmer par de multiples et malsaines absorptions de *cintièmes* et de demi-setiers. Heureux encore quand l'inqualifiable rhum ou les vireux alcools de la barrière ne se mettent pas de la partie. En somme, ce que nous avons vu dans notre rapide pélerinage à ces lointaines contrées doit nécessairement se renouveler tous les jours, et nous ne nous sentons guère le courage de forcer les traits, comme nous pourrions le faire sans nuire à la vérité, pas plus que nous ne nous aventurerons à des sorties de morale, dont le pire résultat serait non d'être mal reçues, mais d'être absolument stériles.

Ces viandes, soumises au traitement énergique du sel, perdent, par la liquéfaction, une grande partie de leurs qualités nutritives et deviennent récalcitrantes à une digestion ordinaire. Prises à doses modérées, elles sont pour l'estomac un stimulant momentané : mais, qu'on ne s'y trompe pas, leur digestion est des plus difficiles et des plus pénibles. Dans les classes plus aisées de la société, les salaisons n'occupent qu'une place très restreinte. Il est bien évident que l'on est, dans certains cas, forcé d'y recourir. Les marins n'ont guère, hélas ! d'autre nourriture que des salaisons ou des viandes de conserve (1). Les soldats eux-mêmes ne se soumettent à ce régime qu'avec une extrême répugnance (2), et l'on sait comme

(1) Fonssagrives, *Traité d'hygiène morale*, 2ᵉ édition. Paris 1877.
(2) Morache, *Traité d'hygiène militaire*. 2ᵉ édition. Paris, 1886.

ils sont joyeux quand ils ont, au milieu de leurs expé-
ditions, la bonne fortune de rencontrer des viandes
fraîches, des volailles, des œufs, des légumes et
des fruits. C'est que l'usage permanent et continu
des salaisons amène avec lui le terrible scorbut et
désorganise insensiblement les tissus jusqu'à ce que
mort s'ensuive, ce qui arrive presque toujours, si on
n'a sous la main ou si on ne trouve à bref délai le
remède qui sauve le malade, c'est-à-dire les mets
naturels, doués de toutes leurs propriétés digestives
et créés spécialement pour être la seule et vraie nourriture de l'homme.

LA BOUILLABAISSE

— Avez-vous mangé des sterlets du Volga?

— Non, mais la sole normande de Marguery ne
me trouve pas indiffférent.

— Vous aimez peut-être la bouillabaisse? Ce plat
Provenço-National, qui se compose de divers poissons, de moules, de safran, etc.

— J'avoue que je goûte peu le safran. Quant à
votre bouillabaisse parisienne, il y manque quel-
chose...

— L'Ayoli?

— Non pas l'ayoli. Parbleu, la recette n'en est
pas si difficile; c'est une sorte de sauce gélatineuse,

faite d'huile, de vinaigre et d'aulx réduits en pâte ; quoique l'ayoli gagne à passer par une cuisine marseillaise. Je veux parler d'un petit poisson qui est très-commun dans la Méditerranée et qui est le compagnon naturel et indispensable de toute bouillabaisse qui se respecte...

— Et vous l'appelez ?

— Le rascal.

— Connais pas.

— Et vous vous étonnez que je ne sache point ce qu'est le sterlet, dont vous me parlez ?

LE POISSON

— Etes-vous amateur de poisson.

— Très-amateur.

— Peut-être le préférez-vous à la viande ?

— Vous l'avez dit.

— Est-ce que, par hasard, vous ne lui accorderiez vos faveurs que parce qu'on lui attribue un mérite...

— Je sais ce que vous allez dire.

— Sur quoi base-t-on cette légende ?

— Sur ceci que les marins ont beaucoup d'enfants.

— Croyez-vous que ce soit la vraie raison ?

— On en donne une autre, et si je vous la disais, vous pourriez penser bien du mal de leurs femmes.

Et quel serait alors, en dehors de toute plaisanterie

d'un goût plus ou moins douteux, le véritable motif qui vous ferait préférer l'usage du poisson à celui de la viande ?

— Puisque vous me ramenez à un ton moins léger, je dois vous dire que le poisson a ma préférence parce qu'il contient beaucoup de phosphore et qu'il est éminemment reconstituant. Je le recommanderai surtout aux personnes qui poussent jusqu'au surmenage les travaux intellectuels; je le recommanderai aux personnes d'intelligence faible. Au contact du poisson, leur cerveau reprendra de nouvelles forces et leur organisme tout entier se trouvera bien de ce régime...

— Exclusif ?

— Je n'ai jamais dit « exclusif ». Dans les cas que je viens de citer, je me contente de prescrire plus de poisson que de viande, voilà tout. Les uns disent: viande rôtie et bon vin; moi je vais criant partout: lait et poisson !

— C'est peut-être parce que vous avez eu des difficultés avec votre estomac ?

— Ma foi, je ne dirai pas non. J'ai eu, comme tout le monde, mon quart d'heure de Rabelais stomacal et j'ai cruellement expié quelques peccadilles de gastronomie; mais une fois le mal réparé, je n'en ai pas moins conservé un goût tout particulier pour le poisson et le lait.

— C'est ce que l'on peut appeler de la reconnaissance. — Il m'est donc permis de contempler en vous un homme, dont Ovide dit « qu'il épuise les mers ».

— Si vous le désirez; mais je vous ferai remarquer que je ne dédaigne pas du tout les rivières.

— Et pourrait-on savoir quelles sont vos prédilections, parmi les innombrables variétés de poissons que fournissent les mers, les rivières…

— Sans parler des viviers.

— J'oubliais. Voyons un peu à répondre, et procédons par ordre.

— Bien que rare, le *mulet*, en première ligne, est délicieux. Facile à digérer et de chair très-agréable.

La *sole* jouit des mêmes qualités, mais demande, quand elle n'est pas frite, les adjonctions de sauce: moules, champignons, écrevisses, où elle se perd.

Je fais cas d'une belle tranche de *saumon*, convenablement grillée et décemment étalée sur une assiette bien chaude.

Le *maquereau* a une saveur toute spéciale; il se digère assez facilement, mais demande des estomacs plus solides. Il partage avec le boudin cet inconvénient de *revenir*.

Avez-vous. au bord de la mer, mangé de la *sardine fraîche*, exposée presque vivante sur le gril et couchée ensuite sur un lit de vrai beurre de Bretagne? Il est peu de régals qui, croyez-moi, vaillent celui-là.

Le *hareng* pullule et est un peu méprisé à cause de cette abondance même, qui n'empêche pas sa chair d'être fort nourrissante, très digestive. La laitance est recherchée de quelques amateurs, les œufs moins.

Fuyez *l'anguille* et la *tanche* ; le moindre *merlan* ferait bien mieux mon affaire. Un des poissons de rivière à chair ferme et savoureuse. c'est la *perche*, rare en Seine et aux Halles.

— Et que pensez-vous des conserves de poissons ?

— Je pense que tout dépend de la façon dont ils
ont été traités, soit grillés, soit séchés, soit marinés,
soit enfermés dans des boîtes où l'huile n'est que
trop souvent suspecte.

FRITURES ET LAPINS SAUTÉS

Pendant que, le dimanche, la foule des parisiens,
animée d'intentions gastronomiques sur lesquelles
il serait difficile de se tromper, se rue vers les bien-
heureuses campagnes où l'on oubliera pour une journée les soupentes et les ateliers, les gargotes et les
troquets enfumés de la ville ; pendant, disons-nous,
que cette armée destructive et bien endentée s'avance
en longue file sur les routes poudreuses, les lapins
tremblent dans leurs cabanes, et, dans les réservoirs,
les carpes, les goujons, les chevennes et les ablettes
font des sauts méritoires pour échapper au filet qui
les pourchasse, avant-coureur de la funèbre poêle.

Car les lapins ont autant de raisons que les goujons de se défier des Parisiens.

Nous sommes très-étonné qu'un statisticien ne
se soit pas encore jeté sur ce magnifique sujet et ne
nous ait pas donné, en chiffres très documentaires, le
nombre de lapins égorgés et de goujons engloutis.
Quant aux ablettes, elles donneraient, croyons-nous,
trop de fil à retordre au statisticien le plus endurci.

Au fond, il ne faudrait pas se dissimuler que le lapin de choux et de banlieue, et la fameuse friture dont nous avons été, nous aussi, maintes fois victime, ne sont autre chose qu'un prétexte à vagabondage dominical.

Si l'on en croit la malice populaire, le lapin demanderait à être écorché vif. Nous n'y voyons pas grand mal, et nous applaudirions même à ce procédé quelque peu sanguinaire, s'il était pratiqué dans les vastes plaines de l'Australie où ce rongeur pullule d'une façon aussi alarmante que vertigineuse. Mais on aura beau faire, on ne nous rendra pas sympathique le lapin de choux. Ce systême d'alimentation par trop rudimentaire donne au quadrupède que l'on vient de faire sauter une saveur *sui generis* que nous n'hésiterons pas à affliger de toute notre réprobation.

Nous le répétons, le Parisien en campagne n'est pas difficile. Seulement donnez-lui, avec ces chairs molles, insipides et peu nutritives, une tonnelle et un pichet de vin autochtone. Et puis, toute la famille a couru dans les bois, a pris ses ébats dans les clairières, s'est vautrée sur l'herbe, grisée de grand air et de ciel bleu. On a cueilli des fleurettes, et chanté des romances, on a faim, et on a soif. Faites donc après cela grise mine à un lapin, quand bien même il serait bicéphale !

Nous nous souviendrons longtemps qu'un jour nous fûmes assez imprudent pour nous aventurer dans un cabaret, entre Châtillon et Fontenay-aux-Roses. Après une affreuse omelette aux lardons, apparut un lapin que nous avions demandé. Ainsi le veut l'usage. Et, dans ledit plat, nous avons compté jusqu'à trois têtes de lapin ! c'était abusif, mais on nous les fit payer très-cher.

Non, certes, nous ne voudrions pas dire de mal de la banlieue, reconnaissant que nous sommes des joies pures et naïves qu'elle fournit à nos concitoyens de Paris, mais où sa mauvaise foi éclate avec une condamnable intensité, c'est quand il s'agit de lui commander une friture de Seine. Il est convenu que toute friture de Seine qui se respecte doit être exclusivement composée de goujons. Or, vous avez bien recommandé à l'industriel à qui vous vous êtes confié, le temps d'un repas, de vous servir des goujons chauds et frais. Vous attendez longtemps, et soudain vous voyez s'avancer, digne et majestueux, le patron qui dépose sur votre table le plat délicieux, objet de vos gastronomiques convoitises. Mais voilà, vos goujons ne sont ni frais ni chauds. Sous la broussaille de persil grillé qui protège leur individualité suspecte, vous rencontrez deux ou trois petits goujons, secs, froids, piteux, et encore, pour les piquer de votre fourchette, faut-il que vous dérangiez un amoncellement de ridicules ablettes, de brêmes plates comme des limandes, plus plates encore.... et c'est tout. Nous savons bien que, dans certaines maisons qui ont de l'amour-propre, la friture est vertueuse, savoureuse. Combien, demanderons-nous, en est-il de ces maisons ? Et l'addition, la terrible addition !

O Parisiens, mes frères, vous sur qui la campagne

exerce une irrésistible attraction, si vous me permettiez de vous donner un conseil, voici ce que je vous dirais : Faites cuire chez vous un familial gigot ; si vous avez du vin, emportez-en, et disposés en rond parmi les herbes et les mousses, sous quelque chêne ou quelque marronnier, moquez-vous des lapins et des fritures, dont vous ne mangez guère que le fantôme anonyme !

LA GRENOUILLE.

Parmi les bons souvenirs que nous puisons dans le réservoir de notre prime jeunesse, il en est un qui, au moment où nous l'évoquons, revêt un charme tout particulier. Je dis au moment où je l'évoque, parce qu'il me transporte loin, bien loin du cabinet, de la clinique et des salles souvent nauséabondes des malades, qui sont notre habituelle fréquentation.

Ce n'est pas, croyez-moi, une médiocre joie de se revoir dans toute la splendeur de ses treize ou quatorze ans, marchant, là-bas, oh ! oui, là-bas, tout autour d'une mare avec des précautions indiennes pour ne pas effaroucher les batraciens aux viridantes et esméraldiennes couleurs, qui, dans un rais de soleil, béates et doucement coassantes, reposent sur un tapis flottant de larges feuilles de nénuphars et du menu gazon des lentilles d'eau.

Et voici que devant l'une d'elles vous faites danser, au bout d'un fil, soit une fleurette, une simple fleur des champs, ou quelque morceau de drap rouge artistement fixé à l'hameçon.

La grenouille, dont les facultés intellectuelles ne se développent, paraît-il, que dans les bocaux où on les enferme avec de petites échelles, saute gloutonnement sur l'appât tendu et s'enferre à plein gosier. Vous tirez... couic ! Et vous avez une grenouille de plus dans votre filet.

Je ne connais pas personnellement le dieu des pêcheurs, mais, si toutefois ce dieu, qui doit habiter parmi les roseaux des rives fluviales, vous voulant du bien, vous faisait prendre quelques douzaines de grenouilles, n'hésitez pas, séance tenante, à leur confisquer leurs cuisses, que vous conserverez seules pour quelque festin intime, auquel je ne dédaignerais pas d'être convié.

Les Anglais, nés très malins (chacun sait ça), nous ont appliqué, on ne sait trop pourquoi, le sobriquet de *mangeurs de grenouilles*. En vertu d'une hygiène bien comprise, je ne serai pas loin de conseiller à ces spirituels insulaires d'abandonner parfois leurs beefstecks, leurs sempiternelles pommes de terre et leur indigeste pudding pour se mettre à table devant un plat de ces grenouilles si décriées, dont les membres délicats sont ou fricassés au beurre ou tout entiers plongés dans une sauce blanche savamment liée.

Parler de ce que l'on ne connaît pas, voilà par exemple qui est peu digne des Anglais, gens essentiellement pratiques. Que ne nous laissent-ils encore ce défaut pour l'ajouter à la liste de ceux qu'ils nous reconnaissent avec tant de libéralité ?

La grenouille, et nous insistons sur ce point, est un manger très bien goûté. La chair ressemble à s'y méprendre à celle du poulet de grain, et, lorsqu'elle est apprêtée au beurre frais, elle en a la fine saveur.

Quelques personnes lui témoignent, nous ne savons pourquoi, une certaine froideur. Ou plutôt, si, nous savons, ils reprochent à ce batracien, aussi infortuné que succulent (le mot nous vient d'Italie, et nous ne le repousserons pas) son air de famille avec le crapaud. La raison, au premier abord, peut paraître péremptoire; mais, à bien examiner la vie de la grenouille, ni par sa façon de se nourrir, ni par sa couleur qui est celle de l'émeraude, ni par les lieux qu'elle fréquente, elle ne se rapproche du crapaud. Pauvre crapaud, que Victor Hugo a si splendidement réhabilité, mais pas au point cependant de lui donner son droit d'introduction dans nos poêles et nos casseroles! Qui sait si le jour ne viendra pas aussi où, dépouillé de ta peau de si fâcheuse apparence, tu ne seras pas admis aux honneurs de nos estomacs ? Qui sait même si cette heure ne sonnera pas où ta chair elle-même sera proclamée plus savoureuse que celle de ta trop triomphante rivale, la grenouille?

LES HUITRES

L'hiver est la meilleure époque pour manger des huîtres. Aussi, pendant cette saison, les vrais amateurs ne s'en privent-ils nullement, mais ils savent prendre leur temps et faire leur choix pour savourer à l'aise ces bonnes petites bêtes. Les gourmands, au contraire, se précipitent sur les bourriches dès leur arrivée chez les marchands de vin spéciaux, et avec une répugnante gloutonnerie, en font disparaître, entre le devant et le derrière de leur gilet, des quantités formidables, quelles que soient leur grosseur, leur provenance, leur couleur. L'huître clémente, dédaigne de punir ces goinfres en leur infligeant de méritoires indigestions. C'est que l'animal, bien qu'il soit avalé vivant, n'a pas de rancune et ne se venge pas, même par la moindre démonstration, de l'estomac de ses assassins.

Le proverbe s'est probablement basé là-dessus pour donner le nom de ce mollusque à tout être bonasse, inoffensif et d'aspect un peu bébête. Est-ce un mal, après tout, que de ne pas être trop méchant ?

L'huître, ce mollusque malheureux, devrait avoir une histoire, puisque seuls les peuples ou les mollusques heureux, dit-on, n'en ont pas.

L'origine de l'huître se perd dans la nuit des temps, comme l'huître elle-même se perd dans les profondeurs de l'Océan (1).

En Grèce, elle avait les honneurs de toutes les tables ; à Rome, on la faisait venir des mers les plus lointaines, et elles étaient l'accompagnement

(1) Voyez Arn. Locard, *L'huître et les mollusques comestibles*. Paris, 1890. *(Bibliothèque scientifique contemporaine)*.

obligé des murènes, dans les somptueux repas des Apicius et des Trimalcion. On cite tel empereur romain, Vitellius sans doute, qui en consommait jusqu'à douze cents douzaines. Ça lui éclaircissait peut-être la voix, comme les œufs crus, pour commander les persécutions des chrétiens.

En France, l'huître fut longtemps le privilège de certaines classes aisées de la société, dans les villes. Il va sans dire que les populations des côtes s'en gorgeaient déjà depuis longtemps, sans bourse délier, la généreuse mer les leur envoyant sur le rivage, de telle façon que les ichthyophages n'avaient qu'à se baisser pour en prendre.

Aujourd'hui, il n'est pas de ménage parisien assez pauvre pour ne pas se payer, le dimanche, sa douzaine de *portugaises*. Ne me dites pas que ce soit exquis, mais quelque repoussant que soit leur aspect, aussi bien dans les petites charrettes qui les trimballent à travers nos faubourgs, que dans les fallacieux paniers qui encombrent les portes des marchands de vin, elles ont toujours cet avantage de fournir un aliment sain, qui se digère avec facilité, que l'estomac adopte presque avidement, en même temps que l'eau de mer dont la coquille est pleine, est une boisson fraîche et salubre, stimulante et éminemment apéritive.

Comme chez le plus grand nombre, l'huître n'est pas d'un usage quotidien, on en conclut, non sans raison, à sa complète innocuité. Ingéré cependant en trop grande abondance, ce mollusque peut provoquer des indigestions; d'autres fois, il cause une urticaire toute particulière, plus gênante que dangereuse et dont les victimes sont d'ailleurs en quantité absolument négligeable.

Au point de vue pathologique, rien à dire de plus sur ce précieux bivalve, qu'il vienne de Marennes, d'Ostende ou des parcs de l'Armorique. La meilleure des huîtres, ce n'est pas à nous de le déclarer ici ; ce sera tout bonnement celle que vous préférerez.

Un conseil en passant : Si vous mangez des huîtres qui vous ont été servies, subodorez-les avant de les avaler. Une bonne huître, c'est délicieux ; une mauvaise huître, c'est atroce ; on préférerait presque un empoisonnement par les moules.

L'ESCARGOT.

Nous avouons ne pas savoir exactement pour combien de millions de francs Paris dévore d'escargots chaque année. Toujours est il que la Bourgogne est sur les dents ; que les talus des fortifications sont dévastés et que les bois des environs de Paris, battus et rebattus par les escargotiers sans vergogne deviennent de plus en plus avares de leurs précieux mollusques.

Il n'y a pas si longtemps que cela que la mode de l'escargot s'est implantée parmi nous.

Nous nous souvenons avoir vécu à une époque où les marchands de vins ne faisaient pas concurrence à leurs huîtres à l'aide des escargots. Au fond de la province où nous vivions, ou du moins où nous vécûmes, le bruit courait que les phtisiques ou les poitrinaires se guérissaient promptement et parfaitement en avalant chaque matin quatre ou cinq limaces cueillies dans la rosée.

Nous avouons que le remède nous semble héroïque, mais beaucoup de personnes nous ont attesté qu'elles s'en sont très bien trouvées. La foi et les escargots, voyez-vous, il n'y a que cela.

Et puis, en somme, c'est affaire de goût. Les gens qui ont cette singulière manie de vouloir tout réduire en axiômes ou en apophthegmes ont insinué « que l'escargot, comme la moule, méritait d'être surnommé *l'huître du pauvre* ». Or, il n'y a pas de rapports d'aucune sorte que nous sachions entre l'huître et l'escargot. Au jour où nous vivons et par l'effroyable consommation d'escargots qui se fait dans la capitale, les pauvres, comme on dit, ne les abordent qu'en tremblant pour leurs maigres boursicots. Ils aiment beaucoup mieux, même dans les faubourgs les plus reculés se payer une douzaine d'huîtres portugaises, dont la provenance est moins suspecte, les qualités de nutrition infiniment supérieures, la préparation et l'acquisition beaucoup moins coûteuses.

Quel est donc le charme étrange que peuvent trouver les amateurs à l'absorption de ce répugnant mollusque ? Rendons en passant cette justice à l'escargot qu'il est riche en azote. Là où il est appelé à rendre de grands services, c'est dans les pays où il se rencontre à chaque pas. On n'a, comme on dit vulgairement qu'à se baisser pour en prendre et il joue un peu le rôle d'une manne vivante. Outre qu'il ne provoque aucune dépense, il peut être, après cuisson préalable, avalé sans que l'estomac s'en plaigne trop. Ventre affamé n'a, paraît-il, pas d'oreilles ; on pourrait ajouter que la faim abolit presque complètement le sens du goût.

Certaines maisons à Paris se sont fait une réputation par leur façon spéciale d'arranger les escargots. De bruyantes et savantes réclames invitent le consommateur à s'en gorger, et, ma foi, les dits escargots ont fort bon air, rangés dans leurs boîtes, étalant le beurre et le persil ou les herbes diverses dont ils sont farcis, et l'on s'y laisse prendre assez volontiers.

Horreur ! Si l'on examinait de près l'aliment que l'on vient de faire chauffer à votre intention, on découvrirait non sans surprise un animal peu ou pas classé, né de l'imagination d'un contrefacteur facétieux qui a trouvé le moyen de le découper à l'emporte-pièce, dans des mous de veau ou autre viandes transformées en gastéropodes. Malheureusement on ne saurait songer à se munir d'un microscope toutes les fois que l'on entre au restaurant. Ce ne serait d'ailleurs pas pratique. La seule perspective d'une expérience chez tel ou tel de nos empoisonneurs nous fait déjà frissonner.

Puisque l'on fabrique des pseudo-escargots, il faut nécessairement que l'on se procure des coquilles pour y enfouir le résultat de ces criminelles combinaisons. Aussi les négociants *ad hoc* se gardent-ils de jeter les coquilles que leurs clients viennent de vider. Soigneusement collectionnées; peut-être nettoyées, elles peuvent servir (les mêmes!) plusieurs fois dans une journée. Ce n'est peut-être pas d'une propreté exquise mais nous n'avons jamais prétendu que ce ne fût pas lucratif.

Quoi qu'il en soit, nous ne nous montrerons pas trop sévère pour l'escargot. Accepté comme il est dans la consommation, nous le subirons comme tout le monde, toutefois avec la permission de ne manger que ceux qui viennent des vignes de la Bourgogne.

LA MOUTARDE

La moutarde... à quel point de vue allons-nous l'envisager ? Il peut paraître étrange que nous, médecin, nous nous posions cette alternative. Pour notre justification, nous dirons que, dans la vie ordinaire, la moutarde joue tellement de rôles, et nous irons même jusqu'à dire des rôles prépondérants, qu'il n'y a pas moyen, sans étaler une ingratitude qui n'est pas dans notre caractère, de ne pas lui rendre pleine et entière justice partout où nous la rencontrons.

Il y a deux sortes de moutarde, *la blanche* et *la noire*.

Nous nous occuperons plus spécialement de la moutarde noire dont l'usage est si général que nous la voyons apparaître sur toutes les tables avec des étiquettes diverses et trop souvent hélas! fallacieuses.

Prise avec précaution, elle ne saurait déplaire aux personnes dont les intestins sont presque continuellement irrités, ou qui, pour parler plus techniquement, sont constipés plus souvent qu'à leur tour.

La moutarde active la digestion, mais il faudrait bien se garder d'en abuser. Certains mets, étant donné leur résistance toute particulière de digestibilité, exigent impérieusement, l'aide très efficace de la moutarde. Le boudin, par exemple, et le porc frais ne s'en passeront que le jour où on aura trouvé un meilleur condiment. Pour nous, nous ne recommandons ni le boudin ni le porc frais : outre que leurs qualités nutritives sont infinitésimales, ils chargent très péniblement l'estomac; et même digérés, ces aliments qu'affectionne la maladive débilitation des estomacs parisiens n'apportent à l'économie générale aucun principe d'énergie physique. Au contraire. Ne croyez pourtant pas que nous les frappions d'un inexorable ostracisme. Comme fantaisie, nous les admettons même, ne fût-ce que pour ne pas trop paraître l'ennemi de cette moutarde, que nous retrouvons au point de vue médical.

Nous n'avons pas à rechercher ici quelle est l'origine de cette plante, d'ailleurs fort commune en France, ni à quand remontent ses premières applications. La moutarde, comme tous les médicaments utiles et les peuples heureux, n'a pas une longue histoire.

La médecine actuelle, même la plus hostile aux empiriques qui foisonnaient jadis et qui n'ont pas dit leur dernier mot, ne se fait pas faute de l'employer, toutes les fois que l'occasion s'en présente, et l'occasion s'en présente fréquemment. Qu'y a-t-il en effet de plus commun que les névralgies, les syncopes, les congestions, les maux de gorge, etc. ? La moutarde est, dans tous les cas que nous venons d'énumérer, un révulsif ou, si l'on veut, un dérivatif des plus énergiques. Sa préparation en est des plus simples. Vous sentez-vous la tête chargée ? Vite un bain de pieds à la farine de moutarde. Et ici, nous nous rappelons à temps que bien peu de personnes savent confectionner un bain de pieds à la moutarde : Une poignée de farine dans un baquet d'eau chaude, étant donné que la chaleur détruit le principe actif de la moutarde, ne saurait atteindre le but. Délayez d'abord la farine dans l'eau froide ou à peine tiède, et attendez quelques instants que l'odeur caractéristique vienne irriter votre muqueuse nasale, ajoutez alors de l'eau chaude et le tour est joué. C'est là un remède à la portée de toutes les intelligences et de toutes les bourses.

Outre ce bain primitif qui fait affluer aux pieds le sang qui encombrait la partie supérieure du corps, on a aussi recours au *sinapisme*, qui tire son nom de son inventeur Rigollot. C'est une simple feuille de papier à laquelle adhère de la farine de moutarde qui, imbibée d'eau tiède, se colle sur la partie souffrante et peut être ainsi promenée, selon les besoins, sur les jambes ou sur les points où la douleur se fait sentir. Le tout est que le cataplasme (car c'est en somme un genre de cataplasme) ne séjourne pas trop longtemps sur le même endroit, où il se produirait alors de très graves désordres.

OIGNON ET AIL.

Nous regrettons de ne pouvoir citer ici dans son entier l'éloquente improvisation de Méry, qui célébra les gousses parfumées si chères à Marseille et dans tout le Midi. Nous devons cependant dire que les Bordelais préfèrent l'échalote.

Au surplus, le Midi n'en a pas, comme on pourrait le croire, le monopole.

Nous ne savons si l'Egypte connaissait l'ail. C'eût été en tous cas une diversion tout indiquée à la prodigieuse déglutition d'oignons (ils les adoraient, dit-on) que pratiquaient ces constructeurs d'hypogées et de pyramides.

Bien qu'en Corse l'ail ne soit pas d'un usage fréquent, Napoléon avait la manie d'en faire l'assaisonnement de presque tous les mets qu'il honorait de sa préférence. Certains auteurs du moins l'affirment, et cette habitude, un peu triviale, se concilie modérément avec l'irrésistible penchant qui l'entraînait vers le sexe faible. L'exemple d'ailleurs venait de haut. Henri IV s'en saturait à ce point que les dames de sa cour auraient, écœurées, fui sa présence, si le prestige du souverain et la crainte de son mécontentement ne les eussent retenues.

Nous ne pouvons guère préciser à quelle époque l'ail a fait invasion dans la cuisine véritablement française, mais il ne nous paraît pas invraisemblable de prétendre qu'il a été sollicité par le gigot. Lequel des deux a commencé ? Nous n'en ferons pas procès à ceux qui aiment le gigot. Bien qu'il ait sa saveur toute particulière et qui suffirait aux palais les plus exigeants, cette partie si prisée du mouton gagne encore à l'introduction de quelques quartiers d'ail dans sa chair, d'ailleurs si savoureuse.

Nous estimons que l'ail ne peut être aimé à cause de l'odeur ou plutôt du relent spécial qu'il communique au souffle de ses consommateurs. On a donc dû aussi l'apprécier pour d'autres qualités qui lui ont été reconnues et qu'il ne faudrait peut-être pas étendre outre mesure. L'ail, il faut bien le reconnaître, a un *fumet* des plus désagréables, mais sans jouer dans la digestion le rôle important qu'on lui a attribué, il stimule dans une certaine mesure les fonctions stomocales à l'instar de la tomate, du piment doux et du cornichon. Nous ne le prescrivons pas, nous le tolérons seulement, à cette condition qu'il soit pris avec modération.

Nous constatons qu'à Paris on n'en fait pas d'abus.

L'ail, chose étrange, n'est pas populaire dans les faubourgs parisiens, où l'oignon lui dame singulièrement le pion. L'ouvrier effectivement ne dédaigne pas, affectionne même, un *chignon* de pain avec deux ou trois gros oignons crus. Rarement, très rarement on le verra manger de l'ail, à moins qu'il n'entre dans la composition du cervelas.

La bourgeoise lui fait les honneurs de sa salade, où le *chapon*, bien frotté du bulbe odoriférant, s'attire les sympathies de la société et est distribué presque comme une faveur au plus important des convives.

Au point de vue médical, l'ail peut jusqu'à un certain point être utilisé pour les sinapismes, à défaut de la moutarde dont il est loin d'avoir les énergiques propriétés. On l'a pendant quelque temps beaucoup trop préconisé pour d'autres maladies, mais ceci est du ressort de la médecine empirique et la science moderne a pour une fois encore fait bonne justice des légendes qui s'étaient établies autour de cet oignon disgracieux, nauséabond et inutile.

O mangeurs d'ail, vous nous maudirez peut-être, mais..... du plus loin que vous pourrez, nous vous en prions.

LE VÉGÉTARISME ET LES VÉGÉTARIENS

Le bonheur des ruminants, la tranquillité des poules et des poulets, le repeuplement tranquille du lapin et de la carpe, ô Végétarisme, ce sont là les bienfaits que tu sèmeras désormais à la surface de notre globe quelque peu décontenancé.

Il faut dire que M. Tanneguy de Wogan, qui s'est rendu célèbre par son canot en papier, et M. le Dr Bonnefoy (1) n'ont rien inventé en implantant à Paris la mode du végétarisme.

L'antiquité n'eut-elle pas ses anachorètes qui s'étaient astreints à vivre dans d'horribles thébaïdes, pieds nus et tête nue, laissant aux ronces et aux rochers, à chaque pas qu'ils faisaient, des lambeaux de leur pauvre chair. Comme nourriture, les fruits amers qui pendaient aux branches des arbres sauvages ; comme boisson, l'eau qui courait entre les rochers, et c'était tout.

Nous estimons que l'histoire de St-Antoine et de son peu poétique compagnon est essentiellement apocryphe. Nous estimons également que l'histoire de tous ces fanatiques légumiers, dont la légende nous entretient avec tant de candeur, comptant sans doute sur notre crédulité, a été, sinon créée de toutes pièces par quelque hystérique narrateur, au moins singulièrement exagérée. En tout cas, s'il était vrai que la vie de cet homme fût à ce point simplifiée, il faut bien réfléchir à ceci, pour expliquer leurs miracles de continence et de sobriété, c'est qu'ils ne travaillaient pas. Hypnotisés par une incessante méditation, le cerveau pompait fatalement toute la force du corps dont les nerfs tendus outre mesure soutenaient l'édifice et le faisaient non vivre, mais vibrer, ce qui n'était pas du tout la même chose.

(1 Bonnefoy, *le Végétarisme et le régime végétarien rationnel*. Paris, 1891.

Nous avons tous lu Walter Scott, et le souvenir nous est toujours resté de l'ermite d'Ivanhoé, lequel vivait dans la crainte de Dieu et l'horreur de la viande. Surviennent le chevalier Noir et son écuyer, qui mouraient littéralement de faim. L'ermite a des faînes, des poires sauvages et de l'eau claire. L'écuyer, malin comme tous les écuyers des héros de romans, sans tenir compte des protestations du cénobite, ausculte les coins de la grotte et finit par découvrir la cachette où se dissimulaient les pâtés, le pain de froment et les généreux flacons du meilleur vin. Ce conte n'emporte-t-il pas sa morale avec lui ?

Nous reconnaissons volontiers qu'aujourd'hui encore, dans certains pays, les indigènes se nourrissent exclusivement de légumes. Le fait est exact, mais il est douloureusement exact. C'est la nécessité qui impose à ces malheureux ce cruel exclusivisme. Ils sont trop pauvres pour acheter de la viande. Tel est le secret de leur végétarisme. Ne dites pas qu'ils s'en portent mieux. Leur existence est, par la brutale oppression qui pèse sur eux, condamnée sans remède, à une perpétuelle abstention (voyez l'Irlande). Ils apportent au travail un écœurement profond, puis ils finissent par s'expatrier. Alors une nouvelle ère s'ouvre pour eux ! Il leur est enfin permis d'avoir une famille qui ne criera pas toujours du pain, et je vous jure que, du jour où ils auront de la viande, ils en mangeront sans se rassasier. Ne croyons donc pas ou croyons peu au végétarisme volontaire; disons plutôt que ce n'est là qu'une fantaisie d'aimables farceurs, qui essaient, au moyen d'un système provisoirement préconisé par quelques médecins. de se refaire un estomac qu'ils se sont ingénié à compromettre par différents excès.

Non, le végétarisme, outre qu'il n'est pas nécessaire chez nous, n'est d'aucune utilité. Qu'on s'abstienne de légumes, ce n'est pas ce que nous voulons dire, mais qu'au bénéfice des haricots, des lentilles, de l'oseille et de la salade on proscrive les œufs sous toutes leurs formes, les roastsbeefs, les gigots, le beurre de la Prévalaye et les excellentes huiles de Provence et de Corse, c'est là ce que nous ne saurions tolérer. Les légumes, nous le savons, sont rafraîchissants et tout indiqués en certains cas ; mais leur véritable mission est sinon d'accompagner continuellement la viande, au moins d'alterner avec elle. C'est tout ce que nous pouvons concéder. Allez donc nourrir avec vos herbes un forgeron, un charpentier, toute cette population enfin qui halète, souffle et souffre dans les usines et les ateliers, et ce sera là la véritable pierre de touche de votre théorie, qui peut avoir quelque originalité, mais qui défie toute pratique.

Encore une fois, croyez-nous bien, rien ne remplacera la viande de boucherie, la volaille cuite à point et le gibier. De là à partir en guerre contre les haricots, l'oseille, les lentilles, les fèves et surtout les pommes de terre il y a loin. *In medio stat virtus.*

N. B. Nous n'ignorons pas que, dans certaines congrégations, entre autres chez les Trappistes, on se fait, pour ainsi dire, une règle du végétarisme, mais nous nous demandons si de ces établissements le lait et le fromage sont absolument exclus : nous ne le pensons pas, et alors nous sommes induits à affirmer que, pas plus chez ces religieux qu'ailleurs, le végétarisme pur n'est rigoureusement appliqué.

HARICOTS, LENTILLES ET FÈVES

Nous ne savons auquel de ces différents légumes donner la préférence.

Il faut rendre cette justice au *haricot* qu'il est le plus répandu, le plus populaire, et, le dirai-je, le plus estimé.

L'origine du haricot, en se plaçant au point de vue exclusivement français, n'est pas des plus reculées. On l'a connu longtemps comme plante d'agrément, avant de le transformer en substance alimentaire.

C'est d'ailleurs l'histoire d'un grand nombre de légumes.

Ce qui fait encore le mérite du haricot, c'est la multiplicité des formes sous lesquelles il se présente sur nos tables. Ai-je besoin d'entretenir ici le lecteur des *haricots verts*, ce triomphe de tout chef de cuisine qui tient à notre considération ! Rappellerai-je les *flageolets* sans évoquer le succulent souvenir du gigot, dont il est l'inévitable compagnon ?

Dirai-je enfin que le haricot sec... Oh ! ici mes années de collége me remontent à la gorge. En avons,nous dévoré de ces *fayots !* Et voyez, comme nous sommes tous versatiles, je ne leur en veux plus; j'ai abdiqué toute raucune et déposé toute haine. J'aime le haricot. Par exemple, pour éviter quelques désagréments,dont la sonorité rachète insuffisamment l'abondance, servez-les toujours *cuits, très cuits* sur vos tables. Et c'est ainsi que vous exterminerez tout propos incongru sur les lèvres des mauvais plaisants.

La lentille, comme antiquité (elle a son histoire que les écoliers connaissent par cœur), nous parait mériter la prédominance sur le haricot.

Dans son livre, aujourd'hui presque introuvable, des *Réfractaires,* Vallès, que les préoccupations de l'estomac hantaient alors plus que de raison, se livre à une étude très curieuse et très approfondie sur les qualités nutritives des divers légumes que sa bohème d'alors lui rendaient si précieux. Après des considérations empreintes d'une profonde amertume, il finit par donner la palme à la lentille.

Nous estimons que Vallès n'était pas loin de la vérité. Si le *haricot rouge* aime le lard, (Allez dans les restaurants populaires), les lentilles, que nous sachions, n'y répugnent pas non plus et le peuple qui aime les lentilles dit et répète avec son inflexible logique : « On en a tant pour si peu d'argent ! »

C'est, outre ses qualités nutritives constatées par Jules Vallès après épreuves réitérées, ce qui sauvera toujours la lentille du discrédit où certains de nos confrères sont trop enclins à la faire tomber.

Avec la fève, nous nous sentons moins rassuré.

Et voici l'explication de notre perplexité: Dans la plupart des ouvrages modernes, et qui ont la prétention d'être complets, nous avons remarqué que la fève était traitée avec une incroyable désinvolture. Il semblerait, pour certaines personnes, qu'elle n'existe pas.

Pour nous, nous ne saurions trop déplorer son insuffisance notoire sur les marchés parisiens.

Peut-être serons-nous plus dans le vrai, en disant qu'elle est incomprise, ou peut-être aurons-nous résolu le problème en observant que sa culture est difficile et n'entre pas en proportion avec son rendement. Nous déclarons nettement n'en rien savoir.

Toujours est-il qu'avec ce légume préalablement dépouillé de son enveloppe désagréable, nous avons vu faire d'excellente soupe. Accommodé au lard, il a une saveur toute particulière, et nos marins en savent quelque chose, eux à qui on les sert deux fois par semaine sous le nom de *gourganes*.

Demandez aussi à nos cochers de fiacre le cas qu'ils font des *féverolles*, qui jouent un si grand rôle dans l'alimentation de leurs chevaux.

Je ne veux pas dire par là que la fève sollicite des honneurs exorbitants, mais je voudrais au moins la venger un peu du discrédit où elle menace de sombrer misérablement.

LES CHAMPIGNONS

Les champignons offrent à l'homme une alimentation aussi agréable que nutritive. Cette « viande végétale », comme l'appelle Bertillon, renferme, en effet, une proportion d'azote qui rapproche beaucoup ces aliments de la chair des animaux.

L'analyse chimique révèle, en outre, dans leur composition, des phosphates de chaux et de l'albumine comme dans la chair musculaire. C'est donc bien un véritable « gibier sans pattes », auquel plus d'un chasseur malheureux ne dédaigne pas de donner asile dans son carnier à la place laissée libre par le lièvre en vain désiré.

Malheureusement, à côté des avantages que présentent les champignons comme aliment, quelques espèces possèdent des propriétés vénéneuses qui doivent les faire justement redouter. Tous les ans, les annales ont à enregistrer de nombreux cas d'intoxications ayant pour cause l'ingestion de ces cryptogames ; les caractères différentiels des espèces doivent donc occuper une place importante, soit en hygiène, soit en économie domestique. (1)

Les champignons présentent généralement une odeur caractéristique ; à coté d'individus exhalant une odeur des plus suaves, d'autres se font reconnaître par une fétidité repoussante. Leur saveur varie depuis l'insapidité jusqu'au goût âcre et nauséeux. Leur couleur aussi offre des variétés infinies, et quand on les divise, leur chair, ordinairement blanche, peut passer

---

(1) Léon Boyer. *Les champignons comestibles vénéneux de la France.* Paris. 1891. — Gautier, les *champignons considérés dans leurs rapports avec la médecine, l'hygiène publique et privée.* Paris, 1886. Acloque, les *champignons au point de vue biologique. économique et taxonomique.* Paris, 1892.

du jaune au rouge, au vert, au bleu, et même au noir.

Mais il n'existe pas de caractères sûrs et faciles à l'aide desquels tout le monde puisse distinguer, à première vue, les bonnes et les mauvaises espèces. Toutefois, aucun signe général ne permet d'établir clairement cette distinction. Nous citerons cependant quelques signes vulgaires qui, sans offrir une rigoureuse exactitude, peuvent néanmoins devenir fort utiles. Les bons champignons ont généralement un parfum agréable, mais si ce parfum est trop prononcé, il faut se tenir dans une juste réserve: quant aux champignons dont l'odeur est mauvaise, vénéneuse, nauséabonde, on ne doit pas seulement les tenir comme suspects, mais sûrement les considérer comme mauvais. Un bon moyen de s'assurer qu'un champignon n'est pas vénéneux consiste à le goûter à l'état frais ; on rejettera celui qui présentera une saveur âcre, amère, trop acide, astringente, fade ou nauséeuse.

Le goût du champignon de couche, mangé cru, servira de type pour les bonnes espèces.

La couleur extérieure donne des indications bien moins certaines et offre un caractère qui présente trop peu de certitude pour que nous puissions nous en servir dans la division à établir entre les bonnes et les mauvaises espèces. Il n'en est pas de même de la chair dont la couleur blanche dans les espèces comestibles ne change pas au contact de l'air. On tiendra donc comme vénéneuse toute espèce dont la chair exposée à l'air ambiant changera de couleur.

Enfin, tout champignon qui sécrète un suc laiteux, qui colore en brun ou en noir une cuillère d'argent doit être abandonné.

Mais n'oublions pas que ce signe manquant, nous ne pouvons toujours conclure de son absence, qu'un champignon n'est pas toxique. Nous avons souvent constaté, à la campagne, des empoisonnements, où tous les moyens empiriques, depuis le goût de la chair n'offrant rien de remarquable, jusqu'à la cuiller d'argent, ne noircissant pas dans le court-bouillon, avaient induit en erreur les malheureuses personnes qui s'en étaient rapportées à ces caractères. C'est qu'une bonne espèce peut elle-même, dans certaines circonstances, prendre des propriétés toxiques.

Ainsi, un champignon qui n'a pas encore atteint son complet développement, qui présente une saveur agréable, une chair tendre et toutes les qualités d'une bonne espèce, peut devenir pernicieux, soit par suite d'un trop grand développement, d'un commencement de putréfaction ou d'une mauvaise exposition dans un lieu sombre et humide.

Ici le doute n'est pas permis, et tout individu suspecté doit être absolument repoussé, car, malgré les précautions qui consistent à faire macérer préalablement dans l'eau vinaigrée les champignons douteux, nous avons vu la toxicité persister, et l'empoisonnement avoir lieu.

Il ne faudrait pas cependant confondre avec l'empoisonnement les phénomènes morbides occasionnés par une simple indigestion.

Dans l'empoisonnement, ce n'est plus un court malaise, suivi d'un prompt vomissement, après lequel le malade se retrouve à l'état normal : après un malaise général, des nausées auxquelles succèdent des douleurs épigastriques, des défaillances, des tremblements, des rapports brûlants, il survient des vomissements, des coliques, des évacuations fétides, de l'anxiété, un état de stupeur, du délire, des convulsions et quelquefois la mort.

Dès que les premiers symptômes se manifestent, il faut en toute hâte faire appeler un médecin, et, en attendant son arrivée, favoriser l'évacuation du principe vénéneux en administrant un vomitif ou mieux, un vomito-purgatif. L'ipéca, l'émétique, à la dose de cinq ou six centigrammes, associé à cinquante grammes de sulfate de magnésie, les lavements avec le sulfate de soude ou de magnésie, et le séné, la mercuriale, ou à défaut des lavements avec une forte décoction de tabac pourront rendre d'utiles services (1). Pendant ce temps, le médecin arrivera et instituera un traitement selon les circonstances.

Il est nécessaire que chacun sache comment se comporter dans les cas d'empoisonnements qui sont fréquents à la campagne pendant les mois de septembre et octobre ; mais il serait beaucoup plus utile que chacun apprît,dès l'école,à reconnaître les différentes espèces de champignons. Aussi déplorons-nous qu'au

(1) Ferrand, *Premiers secours en cas d'accidents et d'indisposition subite*, 4ᵉ édition, Paris, 1890. — Saint-Vincent. *Nouvelle médecine des familles à la ville et à la campagne*, 10ᵉ édition. Paris, 1891.

milieu de tant de livres et de tant d'objets inutiles dont on grève le budget des écoles, on ne trouve pas même une *planche coloriée*, représentant, pour cha_ que région, les champignons comestibles ou vénéneux

LA POMME DE TERRE.

Ne paraîtra-t-il pas étrange que nous nous occupions ici d'un tubercule si universellement répandu, si généralement apprécié et apprêté sous les formes les plus diverses, toujours le bienvenu sur toutes les tables et portant avec lui le souvenir de je ne sais quelles famines qu'il a vaincues à diverses reprises et d'un peuple tout entier qu'il a ainsi plusieurs fois sauvé ? Le haricot, cet estimable auxiliaire de l'alimentation générale, a rencontré un peu partout d'obscurs ou célèbres détracteurs ; la pomme de terre, il faut le dire à sa gloire, n'a que des amis. Si quelques esprits sarcastiques ou médisants ont prétendu que le haricot fournissait aux pauvres une musique d'un ordre inférieur, les pauvres ont fait de la pomme de terre leur *truffe* de prédilection.

Quel est donc le Parisien de Paris qui pourrait évoquer, sans un légitime attendrissement, ses premières années, dont les fameuses *frites* ne furent certes pas les moindres convoitises et les moindres jouissances ? Et à ce propos, nous nous demandons comment un peintre n'a pas encore été épris de cette idée de reproduire sur la toile cette vieille marchande, tapie dans un renfoncement de boutique, avec sa poêle où rissole le tubercule découpé en minces tranches, pendant que chante la graisse ; et autour les mutines ouvrières de nos industries parisiennes, les gavroches aux narines frémissantes, tout ce petit monde grouillant et curieux, qui va tout à l'heure s'envoler avec son papier jaune à la main, comme une bande de pierrots tenant au bec les miettes qu'on vient de leur jeter ? C'est là un des coins pittoresques de Paris, à l'heure de midi, et il n'est pas une rue qui ne puisse fournir un pareil spectacle.

Nous ne savons à quelle époque remonte ce cri, qui nous paraît tout aussi héroïque que celui de « Montjoye et Saint-Denis » et qui, pour être naïf et presque triviale, n'en a pas moins une profonde et historique signification: « Vivent la joie et les pommes de terre ! »

Bien que la pomme de terre tienne une place prépondérante dans l'alimentation générale, et les Anglais en savent quelque chose, eux, qui par elles ont pour ainsi dire remplacé le pain, il ne faudrait pas s'exagérer ses qualités nutritives qui sont des plus restreintes. Quoiqu'il en soit, elle se digère avec facilité, et sans être nullement incommodé, on peut en faire une grande consommation. Sa fécule remplacerait avantageusement celles qui depuis quelque temps ont envahi le commerce sous prétexte de propriétés spéciales qui n'existent réellement que dans l'imagination des éternels gogos que séduisent toujours les boniments et la réclame des innombrables charlatants modernes.

La pomme de terre n'est pas non plus étrangère à la médecine. Râpée et employée en cataplasme sur des brûlures récentes, elle ne guérit pas, mais elle apaise singulièrement la douleur.

Ces temps derniers, on s'est beaucoup occupé du précieux tubercule et de ceux qui l'ont découvert. Jusqu'ici l'honneur en revenait à Parmentier, et l'histoire de Louis XVI, portant à sa boutonnière une fleur de la célèbre plante que l'on cultivait à ce moment dans les environs de Passy, est trop vieille et trop connue pour que nous la rééditions. Mais voici que Parmentier est sérieusement démoli. Ce n'est plus l'inventeur, que l'on vénérait et auquel on dressait justement des statues : ce n'est qu'un vulgaire propagateur d'un fruit, depuis longtemps répandu dans la Lorraine et qu'avant lui Mustel, un Rouennais, s'il vous plaît, avait introduit chez ses compatriotes. Ce sont là des querelles qui n'ont pas toute la portée qu'on voudrait bien leur donner. Notre reconnaissance est acquise à Mustel aussi bien qu'à Parmentier, puisque c'est à eux que nous devons la vulgarisation, si on peut ainsi dire, de la pomme de terre.

LE MELON

Pour ce qui nous est personnel, nous commenceront par déclarer que de lui-même le melon est haïssable, exécrable, immangeable, et surtout indigeste… Mais il ne s'agit pas ici d'une opinion qui nous est toute particulière, nos préventions ne nous aveuglent pas à ce point que nous ne demandions à la raison de les éclairer et de les motiver autant que faire se peut. Nous réservons pour la fin le verdict impatiemment attendu.

D'où vient le melon ? Est-ce qu'on sait ? Les uns sont pour l'Asie, d'autre pour l'Afrique. La mêlée a été sérieuse. Les Gluck et les Piccini du melon faillirent en venir aux mains et aux cheveux, mais le melon tint bon et ne se laissa pas démasquer. Comme tous les fruits heureux, le melon n'a pas d'histoire.

Le cantaloup, lui, est banal. Peut-être son origine comme celle du concombre ou de la pomme de terre, fût-elle essentiellement plébéienne, mais il est au moins avéré qu'il sort du jardin d'un pape et d'un endroit qui s'appelait alors (a-t-il conservé le nom symbolique ?) Cantalupo. De nos jours, il foisonne à Cavaillon où le bétail s'en régale, à Pézenas, et surtout, oui surtout, dans les environs de Paris, où il pullule, de concert avec son .cousin-germain, le concombre.

C'est vers le milieu du dix-septième siècle que la cloche a été appliquée à la culture du melon. Maintenant, l'un ne va pas sans l'autre. Seulement, comme certains fromages, il ne se fait pas accompagner de sa cloche sur les tables où on le sert. Soyons clément pour lui et remarquons qu'au moment où il apparaît, de ses flancs entrebaillés s'échappe une odeur presque capiteuse, effroi de quelques odorats subtils et maladifs, mais précieusement humés par les nombreux gourmets qu'il a su rallier à sa périodique consommation.

Les femmes surtout s'en délectent. Auraient-elles lu Galien, qui, toujours très grave, prétend que le melon donne à la peau une fraîcheur particulière et fait disparaître, où qu'elles soient placées, les taches les plus récalcitrantes?

Il faut voir, aux Halles ou chez le fruitier, une ménagère flairant un melon et les singuliers propos qui s'échangent parfois entre la vendeuse et l'acheteuse. Nous ne reproduirons pas, pour nos lectrices, ces conversations d'un épicé au-dessus de la moyenne. La question est de savoir si le melon est mûr ou à point, trop ou pas assez mûr. Le diagnostic qui ne trompe pas est bien simple ; le prendre au moment où il change de couleur, où sa teinte tourne au jaune pâle et où son odeur, au lieu d'être forte, se contente de *transpirer* à travers l'écorce. On dit alors que le melon est *frappé*. Cette locution court les rues.

Le melon, comme bien vous le pensez, a été soumis au scapel d'impitoyables analystes.

Savez-vous où s'arrêteront les analystes ? — Moi non plus. Ils ont découvert dans le melon un tas de choses comme de l'eau (parbleu ! et les pastèques ?) de l'albumine, du sucre, des acides libres, de l'amidon, voire de l'acide pectique, sans parler d'une infinité d'éléments dont l'énumération dépasserait nos forces.

Le melon a pour lui ceci, c'est qu'on le gobe, et c'est là la seule raison que nous puissions donner de l'accueil enthousiaste qui lui est fait dans toutes les classes de la société.

Parcourez les faubourgs à l'heure des repas, et vous serez stupéfiés de la quantité de gens du peuple qui littéralement dévorent du melon. Il est vrai que ce sont là des estomacs solides qui broieraient du fer et n'en éprouveraient même pas la moindre gastralgie. Mais, d'un autre côté, malheur aux estomacs dévastés qui, sous prétexte que le melon est adoucissant et rafraîchissant, en emmagasinent d'imprudentes quantités. Ceux-là ne tardent pas à se repentir d'avoir assouvi une passion qui leur laissera de cuisants remords. Aussi ne saurions-nous trop encourager les amateurs de melon, quels qu'ils soient, à l'épicer fortement. Le salut est dans l'épice. Faute de s'en servir, les coliques, les indigestions, les fièvres s'emparent du délinquant; on en a même vu qui, pour avoir trop aimé le melon... mais ne soyons pas lugubre avec le cucurbitacé cher à Armand Sylvestre, quand il a l'intention bien arrêtée de nous servir un de ces contes de « haulte graisse » où le melon a naturellement tous les torts, pourvu que le fantaisiste écrivain ne lui donne pas raison.

LE RIZ.

La poésie orientale compare volontiers les dents d'une jolie femme à des grains de riz qui seraient enchâssés dans le corail des gencives. Nous n'y voyons aucun mal. Cela fait honneur à la fois aux femmes et au riz.

On ne saurait imaginer le nombre effrayant de consommateurs qui se nourrissent exclusivement de riz. Les Chinois, pourrait-on dire, ne mangent pas autre chose. Depuis quelque temps, en France, l'usage du riz a pris d'énormes proportions. Il ne faut pas s'en plaindre, le riz étant un aliment très-sain et très nourrissant. Outre qu'on le peut manger seul ou simplement bouilli ou cuit avec du lait et légèrement sucré, il accompagne très-heureusement différents de nos plats les plus recherchés. Comment ne pas parler ici de cette poule au riz qui est devenue comme un mets national. C'est le régal bourgeois par excellence. S'il n'a pas détrôné le bœuf mode, il lui fait certainement une sérieuse concurrence.

Quel dommage qu'il faille l'aller chercher si loin et que notre sol ne puisse se prêter à sa culture. En ce moment surtout où les blés sont hors de prix et où nous sommes obligés de recourir à l'étranger pour équilibrer notre consommation, l'intervention du riz ne saurait trop être souhaitée. Félicitons-nous cependant que son prix très-modéré le rende accessible à toutes les bourses.

Il ne faut toutefois s'en servir qu'avec une certaine modération. Pris en trop grande quantité, il devient indigeste. Bon pour les Chinois de s'en gorger toute la journée. Comme ils ne connaissent pas notre pain et qu'ils dédaignent systématiquement nos viandes, il faut pourtant bien que d'une façon ou d'une autre ils entretiennent en eux la flamme de la vie. Les productions, d'ailleurs, dans leur pays, n'ont pas une grande variété. On ne saurait croire aussi de quelle sollicitude ils entourent leurs immenses rizières, source, avec le thé, de leur richesse, et, avec le thé comme boisson, leur seule alimentation. La vigne, le blé, la pomme de terre ont leurs fléaux sans cesse menaçants et renaissants, qui compromettent singulièrement la sécurité de l'avenir. Le riz a jusqu'ici échappé miraculeusement à la maladie et il n'a, que nous sachions, pas encore rencontré son oïdium ou son phylloxera. Comme le blé ou plutôt les différentes espèces de blés, il a la propriété, pourvu toutefois qu'on le maintienne dans un endroit sec, de se conserver très-longtemps sans se détériorer.

Tout en glorifiant ce précieux produit, nous n'osons pourtant pas trop pousser à son... abondante consommation. Le riz est un astringent très-sérieux. Il a été donné à un de nos amis, en une circonstance toute particulière, de constater son efficacité. Le fait mérite d'être rapporté.

« Nous nous trouvions à Lyon, pendant la guerre, nous disait-il, au petit fort des Hirondelles.

« A cette époque déjà, le moral des troupiers était profondément affecté. Défaites sur défaites, et le lugubre écho nous en arrivait, jetant chaque jour le doute et la désorganisation. Parfois nos pauvres camarades s'enivraient, cherchant dans la boisson comme une consolation de nos désastres et aussi une force contre le découragement envahisseur. Sur ces entrefaites, un marchand de vin s'installa aux portes mêmes du fort. Quatre sous le litre ! C'était providentiel. Aussi l'établissement ne désemplissait-il pas. La discipline, cela va sans dire, s'en ressentait quelque peu. La discipline, c'était beaucoup, mais voici que la santé de nos hommes se met à courir d'inquiétantes aventures. D'effroyables diarrhées se produisent ; tout le fort est malade ! Après avoir pesté et sacré comme il convenait, le commandant somma le *major* de lui sauver son bataillon. En homme avisé, le major commença par congédier le marchand de vins par trop libéral, puis, prenant une résolution énergique, il décréta que pendant quelques jours les hommes n'auraient pour toute nourriture que du riz. A part quelques accidents inévitables, quatre jours de ce régime remirent sur pied les malades. Ce fut prodigieux. Mais ne voilà-t-il pas que l'effet opposé se produit. Il fallut alors recourir aux aliments herbacés, et bientôt, grâce à cette hygiène toute particulière, le bataillon put, avec armes et bagages, effectif complet, s'en aller du côté de la forêt d'Orléans, à ce moment foyer de la résistance... Enfin, le riz nous avait toujours rendu de signalés services ».

LE MAÏS

Le maïs, vulgairement appelé *blé de Turquie*, *blé de l'Inde*, *blé d'Espagne*, constitue, par le rôle qu'il joue dans l'alimentation de l'homme et des animaux, l'une des plus importantes espèces du règne végétal.

On croit généralement qu'il nous vient d'Amérique, mais, en réalité, on est peu fixé sur sa véritable patrie d'origine. Bonafous lui-même, qui l'a si bien étudié, après avoir adopté cette première version, est obligé plus tard, à la suite de nouvelles recherches, de se prononcer contre cette opinion. Il est, en effet, bien difficile de persister à regarder le Nouveau-Monde comme la patrie du maïs, lorsqu'il paraît avéré que la culture de cette plante existait dans l'Inde à une époque antérieure à la découverte de l'Amérique. En outre, Litchi-tchin qui a écrit un traité d'histoire naturelle vers le milieu du quinzième siècle, parle de l'existence du maïs en Chine à une époque tellement rapprochée de la découverte de l'Amérique que l'on ne saurait rapporter à cet événement l'introduction de ce produit en Asie. Enfin, ce qui est beaucoup plus concluant, c'est la découverte par M. Rifaud, en 1819, de graines de maïs, à Thèbes, dans le cerceuil d'une momie ; cette relique ainsi conservée depuis trente ou quarante siècles, prouverait évidemment que dès les temps les plus reculés, le maïs faisait partie de l'alimentation des habitants de l'Afrique.

Qu'il nous vienne de l'Afrique, de l'Inde ou du pays qui nous a déjà donné la pomme de terre, le maïs n'en est pas moins une plante précieuse qui nous fournit un des aliments de la classe moyenne les mieux appropriés à l'espèce humaine. Comme le riz, l'avoine, l'orge et le froment, il contient les principes alimentaires nécessaires à la nutrition des tissus. La farine jaunâtre que donne son grain est très appréciée dans certaines régions de la France, où sous le nom de *gaudes*, en Franche-Comté, de *millas, mistras*, dans le Languedoc, elle constitue des bouillies alimentaires; on en fait encore du pain, en y mêlant un quart de farine, et même des gâteaux d'un goût assez agréable. Remplaçant avantageusement la pomme de terre par sa plus grande richesse en principes nutritifs, le maïs forme aujourd'hui encore la nourriture exclusive des habitants de quelques contrées pauvres de l'Italie, et, en France même, malgré les progrès de l'agriculture, il existe plus d'une famille dans l'alimentation de laquelle il occupe toujours la première place.

De la farine de maïs, on extrait aussi une fécule qui en possède toutes les qualités nutritives et digestives; comparable à l'arrow-root, cette fécule est un aliment léger, précieux dans l'alimentation des enfants, des malades, des convalescents, des dyspeptiques.

Dans certains pays, on sait tirer parti de diverses manières de son grain; non seulemeut on fait des bouillies avec sa farine, mais encore, en le cueillant avant sa maturité complète, on le mange cuit où rôti.

Lorsque l'épi est tout jeune, on le fait confire dans du vinaigre où il acquiert des qualités qui en font un condiment analogue et peut-être supérieur au cornichon.

Dans certaines contrées de l'Amérique, on sait, par la fermentation, obtenir avec les graines une boisson qui remplace le vin.

En dehors du grain, les autres parties du maïs ont encore leur utilité.

Coupée de bonne heure, la plante fournira un bon fourrage vert; les larges enveloppes de son épi servent à remplir les paillasses et à fabriquer du papier: les rafles des épis mûrs servent de combustible pour remplacer le bois et sont très recherchées à Paris où, enduites de résine, elles sont employées comme allume-feu.

De la tige même on peut tirer du sucre et, par distillation, une eau-de-vie de qualité inférieure.

Enfin, le maïs fournit à la thérapeutique ses stigmates, mieux connus dans nos campagnes sous le nom de *barbe de maïs, barbe de Turquie* qui jouissent de propriétés diurétiques incontestables et dont l'action modificatrice sur les sécrétions des voies urinaires les a fait depuis quelques années adopter dans certains cas de maladie des reins, dans la gravelle et dans quelques hydropisies.

Ajoutons que le maïs possède une autre qualité qui doit le faire apprécier davantage encore, c'est l'abondance de son produit, qui peut s'élever en France jusqu'à quarante hectolitres par hectare.

Malgré tous ces précieux avantages, quelques hygiénistes, n'envisageant que les moyens de conserver la santé et d'améliorer notre espèce, ont conseillé de substituer peu à peu au maïs dans les pays où il constitue la principale culture, le seigle et le froment.

C'est que l'usage du maïs comme aliment n'a pas paru exempt de dangers; tous les observateurs s'accordent, en effet, pour reconnaître que la *pellagre*, cette affection de la peau, endémique en Italie et dans quelques provinces du Midi et de l'Ouest de la France, n'a d'autre cause que l'alimentation par le maïs (1).

Nous ne pouvons nier que si l'usage exclusif des céréales, en général, est nuisible à la santé, l'usage exclusif du maïs paraît avoir le triste privilège d'engendrer cette étrange maladie, encore désignée par le nom de *mal rose*, dont le caractère le plus remarquable consiste surtout en ce que l'épiderme est six à huit fois plus épais qu'à l'ordinaire et l'a souvent fait comparer à une des formes de la lèpre. Mais, cette affection nous ne la rencontrons pas dans les localités où, comme en Franche-Comté, l'alimentation étant suffisamment variée, le maïs n'entre que pour une part dans la nourriture des habitants, et il a été reconnu que les reproches faits à cette céréale au point de vue de l'hygiène, ne s'adressent qu'au maïs mal conservé et envahi par le verdet.

Que l'on améliore donc la culture des pays où règne la pellagre, dût-on sacrifier annuellement à cet effet, une faible partie du budget, mais que l'on se garde, se faisant l'écho d'erreurs déjà trop répandues, de mener campagne contre cette graminée féconde, dont la récolte est une source de revenus pour l'agriculteur et qui constitue pour nos populations rurales un aliment sain et des plus réparateurs.

(1) Voyez Théophile Roussel, *Traité de la pellagre et des Pseudo-pellagres*. Paris, 1866.

LA SALADE.

Nous avons connu de par le monde, depuis que nous exerçons cette profession si ingrate de médecin, nous avons, dis-je, connu non pas dix, mais plus de cent personnes qui font leur salade le soir pour la manger le lendemain. Le dilettantisme de la laitue, du céleri ou de la barbe de capucin n'est pas précisément pour nous séduire et nous recommanderons à ces doux maniaques de planter là leur marinage fantaisiste pour se livrer purement et simplement à l'ingestion de la salade jeune et fraîche.

Toutes les variétés de salade sont connues de nos lecteurs, qui tour à tour les ont *fatiguées* dans leurs saladiers, depuis le pissenlit jusqu'au concombre inclusivement. Elles ont cependant toutes leurs qualités respectives, qu'il est bon de dénoncer au public, afin que nul n'en ignore. Constatons en passant que l'on fait à Paris une effroyable consommation de salade de toute espèce, et les goûts, dans cet usage, diffèrent d'instinct avec les tempéraments. Pour ce qui est des herbages, nous sommes, il faut bien oser l'avouer, comme les ruminants qui vont tout droit à ceux qu'ils préfèrent et les recherchent avec entêtement lorsqu'ils ne les trouvent pas.

Etes-vous menacé d'une inflammation d'intestins,

qui provoque naturellement chez vous des humeurs noires et vous met à deux doigts de l'hypocondrie ; mangez tous les jours en son temps une bonne salade de *laitue*. Elle coûte très-bon marché.

Mais, depuis quelque temps, le *pissenlit* lui fait une concurrence très-sérieuse. Soyons tranquilles, nonobstant, la laitue ne périra pas ! Ces deux salades rivales peuvent d'ailleurs vivre côte à côte, sans se nuire mutuellement. Le pissenlit, que nous mettons en seconde ligne, parce qu'il est très en faveur auprès du public parisien, a aussi ses qualités spéciales. Bien que plus coriace que la laitue, il stimule l'estomac.

Un des cris les plus familiers et les plus originaux des rues de Paris c'est, vous le savez aussi bien que moi, le « *cresson de fontaine pour la santé du corps* ! » Est-ce bien une salade, le cresson ? Pourquoi ne pas dire aussi que ce puissant spécifique contre le scorbut et que l'on appelle le *cochléaria* devrait se préparer dans un vase *ad hoc*, avec fourchette et cuiller de bois et aspersion d'huile et de vinaigre ? Non, le cresson peut se manger seul, sans autre condiment. Un simple lavage pour le débarrasser des souillures possibles et mangez.....nature. C'est ainsi qu'il profitera mieux. Il accompagnera aussi très-utilement les viandes saignantes et la volaille, le poulet surtout. Son action dépurative est bien connue et cela seul suffit pour lui attirer toute notre estime.

Rien à dire de la *chicorée*, que nous recommandons aux estomacs paresseux.

Le *céleri*, lui, a une légende. Il développerait, chez la personne qui en fait usage, les dispositions génésiques. C'est encore et c'est toujours l'histoire de la fameuse racine de mandragore. Quoiqu'il en soit, il vaut mieux manger le céleri cuit que cru ; il vaut même mieux n'en pas manger du tout.

C'est là, en somme, tout ce que nous connaissons d'usuel en fait de salades. Il en est bien d'autres que nous pourrions énumérer, mais dans ce genre d'alimentation, nous ne voulons contrarier le goût de personne. Ce serait de la morale, et ce serait de la médecine pour trop peu de chose.

CONCOMBRES ET CORNICHONS

Entre les deux, comme on dit vulgairement, nous ne balancerons pas. Ni les cornichons ni les concombres ne sont ce que l'on peut appeler un aliment nécessaire. Inventés par on ne sait quelle fantaisie gastronomique, ils ont peu à peu conquis le droit de paraître sur nos tables et comptent à Paris surtout, de nombreux et fervents adeptes.

Souvent les personnes qui s'aventurent à prendre, au déjeuner une part de salade de concombres, en sont cruellement punies. Toute la journée ce malheureux concombre les persécute de ses relents fades et nauséabonds, et, pour s'en débarrasser, il faut avoir recours à un traitement spécial.

Mariné convenablement et servi avec une macédoine d'autres légumes, tels que carottes, choux-fleurs, oignons, relevés par quelques piments doux, le cornichon peut encore faire bonne contenance sur une table.

Sa véritable place est auprès du bouilli, où il tient parfaitement l'emploi du gros sel de cuisine et de quelques pièces de charcuterie auxquelles il donne de l'accent.

Se garder pourtant d'en abuser. Et ici nous nous adressons tout particulièrement à quelques-unes de ces dames (à toutes peut-être) que nulle acidité ne saurait contraindre à reculer.

Pour les fanatiques du cornichon nous paraîtrons naïf en leur dénonçant que les plus petits sont les meilleurs. Vérité qui concerne aussi bien les petits pois et les asperges.

Mais si nous nous sommes montré sévère pour le céleri, nous ne désarmerons pas pour le *concombre*, cet insipide cucurbitacé.

Nous nous plaçons, bien entendu, au point de vue gastronomique.

Que s'il s'agit de le considérer comme agent pharmaceutique, nous avons-là une plante très précieuse et qui dans nos pommades joue un rôle prépondérant (1).

(1, Voyez, Degoix, *Maladies et médicaments à la mode*, Paris, 1891, et *Hygiène de la toilette*, Paris, 1892.

LES FROMAGES

Le fromage est recommandé à la fin de tout bon repas par les hygiénistes les plus difficiles, les plus rigoureux. Il en est du fromage comme d'une grande quantité de substances alimentaires. Tel ou tel fromage est accepté avec bienveillance par tel ou tel organisme ; tel autre est rejeté avec de violentes répugnances Quant à nous, nous connaissons nombre de personnes, à qui, non seulement il ne faut pas parler de manger de quelque fromage que ce soit, mais qui ne peuvent même pas en supporter la vue.

Ce qui n'empêche nullement le commerce du fromage d'être très-florissant dans toutes les parties du monde. En France, surtout dans le Cantal, le fromage indigène joue dans l'alimentation un rôle prépondérant et les peuples qui habitent encore aujourd'hui les hauts plateaux de l'Asie d'où nous descendîmes jadis, s'il faut en croire certaines légendes, se nourrissent presque exclusivement de fromage, qu'ils fabriquent avec le lait de leurs juments et de leurs chèvres.

Les anciens aimaient beaucoup ce lait transformé, et le poéte Virgile, dans une de ses Bucoliques où l'un des interlocuteurs est invité à prendre quelque chose, sur le pouce :

Sunt mihi castanæ molles et pressi copia lactis.

Je n'ai à vous offrir, dit cet humble habitant des campagnes, que des châtaignes cuites à l'eau, et, du fromage frais . »

Pour se donner une idée de la consommation de fromages qui se fait dans Paris, il faudrait passer aux Halles centrales toute une matinée, et certes, il aurait l'admiration récalcitrante, celui qui ne se pâmerait pas devant ces montagnes de Gruyère et de Brie, de Livarots et de *bondons*, sans parler des fromages blancs qui s'égouttent encore sur leurs claies. L'odorat du curieux, nous en convenons, est soumis à une rude épreuve, mais quelle compensation *sui generis* que ce spectacle si mouvementé du commerce de la Capitale? O ventre de Paris !

Nous ne nous livrerons pas, et on le comprendra facilement, à l'énumération de tous les fromages en circulation, pas plus que nous ne les prendrons un à un pour faire l'analyse de leurs qualités respectives.

Le fromage, quel qu'il soit, pourvu qu'il vienne directement des lieux où il est fabriqué, c'est-à-dire que son authenticité soit à l'abri de tout soupçon, le fromage, disons-nous, ingéré toutefois avec prudence et mesure, s'impose sur nos tables.

Une anecdote du mordant et spirituel chroniqueur, qui a nom Aurélien Scholl, nous revient ici en mémoire.

Dans une maison où l'on donnait à dîner, Scholl se trouva placé à côté d'une dame, qu'il avait quelque raison de ne pouvoir souffrir.

On prétendait que cette dame avait les dents compromises. Ce qni donnait à son haleine un parfum d'un caractère particulier.

Elle n'en parlait que plus.

Impatienté, Scholl ne répondait pas.

Tout-à-coup, comme si on était au dessert, on découvrit un magnifique fromage, célèbre par son goût, mais redoutable par les effroyables senteurs qu'il répandait autour de lui.

Scholl, qui a la vengeance féroce, se penche vers sa voisine, et, assez haut pour être entendu de tout le monde :

— Vous avez dit? Madame.

Nous invitons le lecteur ou plutôt l'amateur à beaucoup de circonspection dans le choix de ses fromages. Les gourmets s'y trompent rarement, et les véritables espèces sont assez faciles à reconnaître par ceux qui les pratiquent assidument et y mettent le prix.

Malheureusement, à Paris même, et aux portes de Paris, dans toutes les communes qui entourent nos fortifications, une obscure et louche industrie fabrique une énorme quantité de produits, qui portent bien le nom de fromages, mais qui n'en retiennent que le nom. Les falsifications du fromage se sont depuis quelque temps multipliées, d'étonnante façon à Paris, et, sur la voie publique, à toute heure du jonr, circulent de ces marchands au panier et à la voiture qui s'approvisionnent partout ailleurs qu'à Lagny, à Coulommiers, à Roquefort ou à Livarot. Le laboratoire municipal y veille, dit-on. En êtes-vous bien sûr ?

Nous ne saurions nous élever avec trop d'énergie contre ces fraudes, qui peuvent parfois enrichir des malfaiteurs, mais qui, la plupart du temps, délabrent sûrement notre santé (1).

LES FRAISES.

La fraise, qui tient pendant la saison la place d'honneur au milieu des desserts de toute table bien comprise, est un aliment rafraîchissant, sain et agréable ; malheureusement (il faut bien le dire), ce fruit est parfois d'une digestion difficile. Malgré cette imperfection, la fraise réunit, à mon avis, d'assez nombreuses qualités, même en dehors de toute action médicinale, pour faire pardonner à quelques personnages la faiblesse de leur estomac pour ce fruit savoureux.

Mais quand on rencontre un mets délicieux, auquel on croit reconnaître des vertus thérapeutiques, quand on est médecin surtout, n'est-il pas naturel de le recommander aux autres ? Aussi ne faut-il pas s'étonner que Van Swieten, qui aimait les fraises à la folie, fit partager cet amour à tous ses malades.

(1) Voy. Macé, *les substances alimentaires étudiées au microscope surtout au point de vue de leurs altérations et de leurs falsifications*. Paris, 1891.

Le savant médecin Viennois s'était d'abord contenté d'en prescrire une douzaine aux fébricitants tourmentés par la soif ; puis quelque temps après, il en prescrivait d'abondantes cuillerées aux convalescents d'affections graves ; enfin, il avait fini par en faire manger de grands plats aux calculeux. Il fut même si bien charmé par ces petits fruits vermeils, qu'il déclara qu'avec les fraises on pouvait guérir la lypémanie, ou folie maniaque triste, et un malheureux mélancolique auquel il en avait fait manger une vingtaine de livres par jour pendant trois semaines et qui n'avait jamais ri depuis un an, s'épanouit longuement à la fin du traitement.

Antoine Du Pinet, qui vivait à Lyon en 1522, proclame qu'il « est peu d'herbes tant joyeuses et profitables ».

Crébillon et Fontenelle allaient jusqu'à leur attribuer leur longévité. Sentant sa fin approcher, ce dernier philosophe répondait à son ami La Place, qui s'informait de sa santé : « Cela ne va pas ; cela s'en va. Si je puis attraper les *fraises*, j'espère pourtant vivre encore un an. » Il partit avant l'arrivée des fraises, mais il avait cent ans.

Les fraises n'étaient peut-être pour rien dans la longévité de Fontenelle, pas plus que dans la guérison des malades et des fous de Van Swieten, mais elles n'en restent pas moins des fruits bien agréables à la bouche.

Paris en consomme des quantités prodigieuses, provenant surtout de la Provence, de l'Hérault et du Var.

Si la Touraine nous en envoie moins que le Midi, la qualité de ses produits supplée à la quantité.

Mais au-dessus de toutes les variétés que fournit la culture, la modeste fraise des bois conserve la préférence des vrais gourmets par son arôme, sa délicate saveur et sa digestibilité.

Comment devons-nous manger les fraises, pour qu'elles ne nous occasionnent aucun désagrément?

D'abord, elles doivent, autant que possible, être cueillies le soir, tout au moins dans le milieu de la journée, jamais le matin. Si l'on veut jouir de tout leur parfum, on doit leur laisser le pétiole, c'est-à-dire la queue. Lorsqu'on doit les garder quelque temps, on les étale sur de la faïence ou des feuilles sèches. On ne doit les laver et les éplucher que peu de temps avant de les manger pour ne rien leur enlever de leur arôme et de la fraîcheur qui les rend si agréables au goût.

Pour corriger leurs propriétés laxatives et les faire mieux digérer par l'estomac, surtout à la fin d'un dîner, on les mélangera avec du sucre, du Bordeaux, du Champagne, du Cognac, du kirsh. On évitera de les assaisonner avec de la crème qui les rend absolument indigestes, tandis que l'on se trouvera bien de les accommoder avec un acide léger qui les rendra très-digestibles. Le comte de La Place, dit Brillat-Savarin, recommandait de les mouiller avec le jus d'une orange. Un autre savant y ajoutait même le zeste de l'orange enlevé en la frottant avec un morceau de sucre, et il prétendait, au moyen d'un lambeau échappé aux flammes qui dévorèrent la bibliothèque d'Alexandrie, que c'est assaisonné ainsi que ce fruit était servi dans les banquets du mont Ida.

Nous préférons, dit le D' E. Monin, quelques gouttes de bon vinaigre de vin ajoutées aux fraises préalablement roulées dans du sucre en poudre. Le vinaigre développe incomparablement le délicieux arôme du fruit.

Outre les confitures, on prépare encore avec les fraises un sirop que l'on emploie pour aromatiser les crèmes et les glaces, mais cette préparation, comme les fraises elles-mêmes, subit facilement la fermentation alcoolique, vineuse et acétique. L'industrie qui sait fabriquer des gelées de groseilles sans groseilles, a trouvé le moyen de se passer de ce sirop fermentescible; elle s'est adressée aux chimistes; et ceux-ci lui ont préparé un liquide permettant de faire en toute saison des *glaces à la fraise.*

En voici la composition que donne Félix Brémond. (1) .

Ether nitrique ..... 1 partie en volume.
Acétate d'Éthyle.. 5 — — —
Formiate d'Éthyle. 1 — — —
Butyrate d'Éthyle. 5 — — —
Salicylate d'Éthyle 1 — — —

Enfin, le fraisier, qui nous donne un fruit succulent, rend encore service aux malades, en leur procurant par l'infusion de ses racines une tisane diurétique qui a eu à son heure, comme tous les médicaments, de nombreux et chauds partisans.

(1 Félix Bremond, *hygiène usuelle.*

LES PRUNES.

La prune est un des fruits les plus connus, les plus répandus, les plus goûtés de notre belle France, qui en produit tant.

On s'est donné bien du mal pour remonter à l'origine de la prune. Les étymologistes, pour qui rien n'est sacré, soutiendront que le mot *prune* vient du persan; d'autres, non moins convaincus, lui assignent une origine aryenne.

Selon nous, la prune fut de tout temps, comme elle l'a été, comme elle le sera, un fruit à la portée de toutes les mains, de toutes les bourses, et de toutes les bouches.

Il est presque aussi difficile de lui assigner une provenance certaine, que de citer tous les dictons bizarres et humoristiques dont elle a été le prétexte. Pourquoi? Est-ce qu'on sait?

Viennent les prunes, dit la locution, *elle aura vingt ans.* Les prunes, non le fruit, mais les frêles et neigeuses fleurs des pruniers, les premières à paraître parmi les arbres fruitiers et qui poudrent si joliment nos campagnes françaises. — Et nous n'en finirions plus de citer les plaisanteries populaires auxquelles viennent se mêler les fatidiques prunes.

Les Parisiens, on le sait, en font une effrayante

consommation. Pour notre compte, nous ne voyons pas de mal à ce que nos concitoyens s'en gorgent. La prune est un inoffensif et bénin laxatif, qui a bien son utilité dans l'air surchauffé que nous respirons, dans la vie fiévreuse que nous menons. Se garder cependant de les avaler toutes vertes. Cette recommandation a son prix. Qui de nous n'a rencontré, à la campagne ou sur les boulevards extérieurs, des fillettes les poches pleines de fruits verts qu'elles croquent à belles dents, entre deux éclats de rire ?

Viendront alors les coliques, les angoisses d'entrailles, les atroces pituites. Celles-ci, on peut encore les guérir, mais c'est l'habitude que l'on ne guérira pas.

Entre la *reine claude* et la *mirabelle* qui semblent être les prototypes de la prune, il en existe une infinie variété, dont la nomenclature fatiguerait un bénédictin.

Quelles qu'elles soient, elles sont toutes comestibles, et celles que l'on ne peut avaler *in naturalibus* deviennent excellentes confites en marmelade ou en compote.

Pour mieux s'introduire chez nous, ou plutôt pour y séjourner plus triomphalement encore, les prunes affectent la forme de *pruneaux*.

L'estomac le plus récalcitrant ne les méprise pas.

Il en est cependant, que nous acceptons avec plus de répugnance. Ceux-là n'en ont que la forme, ils nous sont envoyés en temps de guerre, (*matribus detestata*), par les canons des exécrables fusils.

Il est bien préférable d'achever un repas intelligemment ordonné, avec un verre limpide de *quetsch*, cette eau-de-vie de prunes que nous fournit l'Alsace et la Forêt-Noire !

Partout ou presque partout les enfants s'amusent à briser le noyau très dur de la prune et à en extraire une amande, dont le goût fort âcre n'a rien de séduisant. Il ne faut pas abuser de cette amande, car elle renferme une dose relativement considérable d'acide prussique. On a vu se produire, chez des enfants qui avaient trop ingéré de cette substance des phénomènes tout semblables à ceux de l'empoisonnement par l'acide cyanhydrique. Les distillateurs s'en servent pour donner du goût à diverses boissons qu'ils sophistiquent si savamment.

Quoiqu'il en soit, mangeons des prunes. Le marché parisien en est bondé dans la saison et, on les donne presque pour rien à tous les coins de rues.

En terminant, pour que nous n'ayons pas l'air d'écrire *pour des prunes*, donnons à nos lecteurs un conseil qu'ils ne manqueront pas de suivre. Ceux dont la digestion est pénible et que révolte l'idée du ricin ou d'un sel de magnésie quelconque ; ceux qui ne peuvent voir en face ni l'ipéca ni le tartre stibié feront bien de déjeuner un jour avec du pain de seigle et des prunes, c'est on ne peut plus anachorétique, mais nous garantissons le succès de l'expérience.

C'est la *cure à la prune*, comme nous avons la *cure au raisin*.

LE RAISIN.

Le jour où, pour la première fois, le premier arbre fit jaillir du sol vivifié son stipe radieux, la vigne, si l'on en croit la légende, s'empressa d'y accrocher son pampre symbolique L'arbre fut, à n'en pas douter, un ormeau, et depuis, la vigne et l'ormeau sont restés très bons amis, du moins dans l'imagination populaire. Ah ! comme le rameau sacré a fait son chemin à travers les âges, et comme de nos jours encore il est respecté, soigné, cultivé, parqué, mijoté, à l'égal de tout ce que nous avons de plus cher. Profitons-en pour maudire de toutes nos forces l'exécrable phylloxera. Comment se serait-il donc fait qu'une telle plante n'eût pas d'ennemis, alors que la pomme de terre, plus humble, mais non moins recommandable, avait son doryphore et le blé ses charançons ?

Hélas oui ! La vigne, depuis sa naissance, a passé par bien des vicissitudes. Ne croyez pas que le tour inoffensif qu'elle a joué au bon Noé y ait été pour quelque chose. Non, elle a été persécutée, parce qu'elle était souverainement bonne, parce qu'elle était souverainement généreuse, humaine, sociale et propice au-delà de toute expression au développement de nos meilleurs instincts. On se souvient que

Probus (pourtant un des rares empereurs romains qui ont laissé derrière eux une réputation de douceur relative) fit extirper la vigne du sol de la Gaule et brûler les vermeilles moissons qui donnaient à nos aïeux tant de verve et de gaîté. Détournons les yeux de ce lamentable spectacle et contentons-nous, comme il convient d'ailleurs, de célébrer le raisin moderne, sans rancune et sans remords.

Quelle suggestive et florissante histoire à écrire que celle du vin et de ceux qui le fêtèrent en le buvant dans les hanaps profonds, voire dans leurs bottes, comme le fit, dit-on, ce soudard de Bassompierre. Les voyez-vous défiler, ces fils de Bacchus, aux moustaches truculentes, desquelles pendille toujours une goutte rubiconde, aux yeux allumés de lueurs grivoises, aux nez écarlates, aux joues cramoisies ? Et comme tout cela vit, grouille, chante, vacille et tournoie dans une ivresse endiablée d'où rien de mauvais ne sort, où les larmes sont des larmes de joie, où toute l'humanité se débraille, mais ne se déchire pas. C'est que la chimie n'avait pas encore sournoisement descendu dans nos caves avec ses hypocrites plâtrages et ses sophistications éhontées.

Pourquoi ne pas le dire ? Rien de ce qui fut autrefois, pour le vin, j'entends, ne subsiste aujourd'hui. On compte les bouteilles sincères et respectables qui se cachent encore avec une modestie jalouse dans les celliers séculaires. On pourrait aussi bien facilement les dénombrer ceux qui ont le droit de s'écrier avec

un légitime orgueil, à la fin d'un repas honnête :
« Enfin ! j'ai donc bu du vin pur ! »

Je le sais, au fond de nos provinces, de quelques-
unes de nos provinces, que ce fameux progrès dont
nous sommes si fiers n'a pas encore envahies, d'inat-
taquables barriques recèlent dans leurs flancs une liqueur que la calomnie ne saurait atteindre ; mais
nous vivons à Paris, souvenons-nous-en, et Paris ne
connaît plus ce bonheur du vrai vin. Est-ce à dire
qu'on en boit moins ? Hélas! non. L'alcoolisme qui
étend de nos jours sur les masses populaires son
sale manteau taché de litharge et de carmin, a et
garde ce puissant véhicule de décomposition physique et morale, le *cintième* et le *demi-setier* du *zinc*.
Voilà pourtant la langue qu'ils parlent! (1)

Et que nous reste-t-il, pour nous consoler de tant
d'amères déceptions, pour noyer enfin notre douleur
et l'étourdir pour la rendre plus supportable? Pour
nous consoler enfin de la perte du vin, que nous res-
tera-t-il? Parbleu, qui donc n'a déjà répondu : Le
raisin.

Nous prendrons désormais notre vin en pilules !
Car le voici qui prend possession de son bon Paris,
le roi des fruits, le raisin quel qu'il soit, d'où qu'il
vienne, la grappe jaune et savoureuse, le grain rond
et frais, qui a emprisonné du soleil..... Il arrive par
barriques, il arrive par paniers, il arrive par mannes.
Les gares en sont encombrées, et demain, après-de-
main au plus tard, vous entendrez par les rues ce cri fa-

(1) Voyez Bergeret, l'*alcoolisme*, Paris, 1888.

DEGOIX, *Hyg. de la table.* 7

milier qui ne peut vous laisser indifférent : Il arrive !
Il arrive ! Qui? Non le poisson renommé que l'on
ose à peine demander à haute voix dans les restaurants, mais le chasselas, le fameux chasselas le seul,
l'unique chasselas de Fontainebleau !

Et quand il paraîtra, empressez-vous de tendre
les mains ; ouvrez larges vos estomacs et de ce fruit
merveilleux, de ce fruit divin, engloutissez sans
vergogne le plus que vous pourrez.

Bacchus enfant, tel que le représentent toutes les
gravures, écrasait de ses petites mains criblées de
fossettes, les grains drus et serrés d'une grappe my-
thologique. Ne craignez pas, ô mères qui nous lisez,
de laisser vos enfants se livrer à ce salutaire exercice.

Pour peu que vous ayez, là-bas dans un coin de banlieue parisienne, un coin où vous avez favorisé le développement de quelques ceps, à l'heure de la vendange, gagnez d'un pied léger votre clos faubourien
— que ce soit surtout le matin. — Happez les grains
friands pendant que la rosée les enveloppe de sa buée
rafraîchissante et votre estomac vous en sera infiniment reconnaissant. (1)

Rien en effet ne s'assimile mieux à l'organisme
que le raisin, père des fruits, comme le Mississipi
est père des fleuves. Le sang l'accepte et s'en
réjouit ; plus vermeil et plus vif, il coule dans
les veines, plus allégé, plus vivace, et s'il charrie l'hypocondrie, l'affreuse affection de notre maladive génération, donnez-lui sans compter les pilules de la

(1) Voyez Herpin, *la vigne et le raisin*. Paris, 1888.

vigne. Moins chères que celles des pharmaciens et incomparablement plus naturelles, elles auront raison de presque tous les maux connus et aussi de ceux que nous ne connaissons pas.

LES ORANGES

Les oranges, ces pommes d'or que les poètes faisaient croître, sous la garde d'un dragon, dans le jardin des Hespérides, remplissent déjà les petites charrettes des marchands des quatre-saisons. Heureusement pour nous, le terrible gardien aux cent têtes n'existe plus, et, sans crainte d'être dévorés, nous pouvons tout à notre aise, goûter à ces fruits délicieux qui étaient encore assez rares, au dix-septième siècle, pour être regardés comme des présents dignes d'être offerts à des rois.

Originaire de l'Inde, l'oranger est acclimaté dans l'Europe méridionale et cultivé dans les serres comme plante d'ornement; mais, selon leur provenance, les oranges ont des qualités qui les font plus ou moins rechercher. Les meilleures sont, sans contredit, celles de Malte. Malheureusement, il s'en exporte fort peu et il est très difficile de pouvoir s'en procurer à Paris. Les oranges de Saint-Michel des Açores pourraient presque rivaliser avec elles, mais nos voisines d'outre-Manche, qui en connaissent toute la saveur, se gardent bien de les laisser venir chez nous ; ils les mangent toutes ou presque toutes.

Heureusement pour nous, l'Algérie nous en envoie aujourd'hui, qui ne le cèdent guère en qualité aux oranges de Malte. En effet, Toredja, dans la province de Constantine, non loin de Bougie, possède des orangeries admirables, donnant des fruits délicieux sur des arbres *non greffés*. La plupart des orangeries de Philippeville ont pour propriétaires des Maltais qui ont implanté des arbres de provenance maltaise.

Les espèces qui se rapprochent le plus des précédentes sont les Mayorques, dont on voit peu à Paris, et la Valence, la « belle Valence », la plus commune des oranges consommées dans la capitale.

Viennent ensuite, classées d'après leur mérite, les oranges de Messine, de Palerme, de Sorrento et de Reggio ; un peu au-dessous, celles de Séville, de Faro et de Sétubal ; puis celles de Provence, de Nice et les produits de la rivière de Gênes. Enfin se trouvent dans la dernière classe les oranges de Malaga et de Porto.

Anciennement, avant les envois de l'Algérie, avant les grandes plantations faites à Hyères, et surtout lorsque les produits de Valence et de Sorrento nous étaient encore inconnus, on ne voyait guère à Paris que les oranges de Nice et de la rivière de Gênes ; mais actuellement il nous en vient très peu, et la concurrence leur est d'ailleurs difficile pour le prix et la qualité de toutes espèces ; c'est la Valence qui est la plus recherchée, parce qu'elle réunit les qualités qu'on apprécie davantage : précocité, grosseur et couleur.

Citons encore, parmi les espèces les plus estimées, les mandarines, très petites oranges de la Chine, cultivées aujourd'hui à Malte et en Sicile : elles ont une saveur et une délicatesse exquises : il est regrettable qu'elles ne puissent se conserver longtemps.

Légèrement acides, malgré la douce saveur qu'elles acquièrent par la maturité, les oranges calment la soif, rafraîchissent la bouche, réveillent l'appétit et facilitent la digestion ; enfin elles sont légèrement laxatives.

Ces propriétés, disons-le de suite, ne se rencontrent que dans les oranges bien mûres, lorsqu'elles sont mangées à jeun avec modération. En effet, si l'on en charge l'estomac, surtout après un repas copieux, les meilleures deviennent nuisibles : elles peuvent non seulement arrêter la digestion, mais encore provoquer un embarras gastrique, des coliques et d'autres troubles digestifs.

Quant aux oranges vertes ou de mauvaise qualité, dont le suc aigre et mordant irrite la muqueuse stomacale, elles occasionnent des désordres plus sérieux encore : sous leur influence néfaste, l'estomac perdant sa vitalité et sa sensibilité, peuvent naître des dyspepsies, des ulcérations et autres lésions graves et difficiles à guérir.

Ces effets ne sont plus à craindre, quand les oranges, même de qualité inférieure, ne sont pas mangées à l'état naturel, et qu'on en a fait des compotes, des confitures, des gelées ou autres préparations qui leur font perdre leur acidité.

L'orange n'est pas seulement un aliment agréable, elle sert encore à la préparation de quelques produits médicamenteux, dont nous ne citerons que le plus commun, *l'orangeade*. Cette boisson, que vous connaissez tous, s'obtient soit en exprimant le suc de l'orange dans l'eau et en ajoutant ensuite un peu de sucre, soit en versant de l'eau bouillante sur une orange coupée par tranches et en sucrant après. Dans ce dernier cas, la boisson prend le nom d'*orangeade cuite*. Cette préparation convient par ses qualités délayantes et rafaîchissantes, dans les fièvres et les maladies inflammatoires, mais elle n'est que médiocrement agréable à boire, à cause de sa fadeur. et les malades s'en dégoûtent vite ; de plus, elle s'aigrit facilement, surtout lorsque la température ambiante est élevée.

Outre ses fruits, l'oranger fournit encore à la thérapeutique ses feuilles et ses fleurs, les unes servant à faire des infusions légèrement antispasmodiques, utiles contre les maux de tête, la toux, etc. ; les autres à fabriquer l'eau de fleurs d'oranger dont la consommation a pris une si grande extension (1).

En résumé, si l'orange comestible elle-même, la seule dont nous nous occupons ici, ne fournit pas au médecin de nombreux médicaments, elle n'en est pas moins un fruit sain et hygiénique, agréable au

(1) Voyez de Brevans, *la fabrication des liqueurs et des conserves*, Paris, 1890.

goût et utile à la santé, à condition qu'on n'en abuse pas, et qu'on le mange bien mûr et aussi doux que possible ; mais nous recommandons surtout aux personnes délicates, qui ont facilement des douleurs d'estomac, de s'en abstenir après le repas, et même en tout temps si le suc en est trop acide.

LES NOIX

Le noyer (*Juglans regia*) est originaire de Perse. Les Grecs le connaissaient, et faisaient déjà grand cas de ces fruits qu'ils appelaient les « glands de Jupiter. »

Bien que le noyer existât en Italie avant l'ère chrétienne, les Romains ne commencèrent à le cultiver sérieusement que sous le règne de Tibère. C'est de l'Italie qu'il fût importé en Gaule, où il devait bientôt occuper une place d'honneur parmi les végétaux les plus utiles de cette contrée.

Les noix furent, au moyen-âge, l'objet d'un commerce important, non-seulement parce que ce fruit était apprécié, mais aussi à cause de l'huile qu'il servait à préparer. En 1396, le Conseil de la ville de Rouen délibéra que pour l'honneur de la cité, si l'on pouvait se procurer deux boisseaux de petites *noix*, il en serait présenté la moitié à Monseigneur le chancelier, et l'autre à messire Guillaume de Sens, président du parlement.

Les Romains mangeaient les noix au commencement du repas comme apéritif. Il y avait à Rome
l'heure des noix, comme il y a chez nous l'heure de
l'absinthe. L'Ecole de Salerne (1) voulait, au contraire, qu'on mangeât les noix après le poisson, et le
fromage après la viande, mais elle était très sévère
sur la quantité :

Une noix passe encore, deux noix, grave dommage.
Mais trois noix, c'est la mort. Mon avis sur les noix,
En résumé c'est qu'une est préférable à trois.

Pour nous qui admettons très bien que la noix
soit mangée après la viande, le fromage ou le poisson,
nous croyons que quelques noix complètent très agré-
ablement le dessert d'un homme bien portant.

D'ailleurs, si la noix, considérée comme aliment,
a eu ses adversaires, elle a rencontré aussi de nombreux partisans.

Sans adopter aucune des opinions de ces docteurs
tant pis et *tant mieux*, nous devons cependant reconnaître que les noix sont d'une digestion très difficile et qu'elles doivent être défendues aux dyspeptiques et à certains estomacs, en particulier aux individus bilieux, pour lesquels les huiles en général sont
d'une digestion pénible. Quant aux estomacs robustes, ils peuvent manger des noix à satiété, surtout si
elles sont fraîches. C'est en effet, au moment de la récolte et même un peu avant la maturité complète que

(1) *L'Ecole de Salerne*, trad. en vers français, par Ch. Meaux
S. Marc, Paris, 1880, p. 116.

la noix possède son goût le plus agréable et se laisse le plus facilement digérer. Quand elle est vieille, elle devient âcre et indigeste ; elle provoque des aigreurs, des pesanteurs d'estomac et des coliques. Aussi, pour les conserver le plus longtemps possible ou leur rendre un certain degré de fraîcheur, les fait-on baigner dans l'eau pendant quelques jours avant de les manger. Sous l'influence de l'humidité, l'amende se gonfle, se dépouille de sa peau et devient encore assez bonne. Les marchands, qui les vendent dans les rues de Paris, connaissent si bien ce procédé, dont ils usent et abusent, que deux ou trois mois après la cueillette, ils vendent encore des noix dont les apparences de fraîcheur trompent plus d'un acheteur.

Certains gourmets consomment même les noix lorsqu'elles sont encore vertes ; l'amande commençant seulement à prendre un peu de consistance. Ces noix sont désignées sous le nom de *cerneaux*, parce que, après avoir fendu leur coquille en deux, on en retire la jeune amande, en la *cernant* avec une pointe de couteau.

On rehausse encore la saveur de la noix en les assaisonnant avec du vinaigre, du verjus ou simplement de l'eau salée.

L'usage de l'huile retirée de l'amande était très répandue chez nos aïeux, et, de nos jours encore, les habitants de certaines contrées de notre pays en emploient rarement une autre pour la préparation des divers aliments où elle remplace le beurre et l'huile d'olives. Malheureusement, l'huile de noix rancit très vite ; mais alors, si elle n'est plus propre à la cuisine, elle peut encore être utilisée pour l'éclairage et la peinture où ses propriétés siccatives la font même parfois préférer à l'huile de lin.

Longtemps avant leur maturité, lorsque le bois de leur coquille est encore herbacé, les noix servent à la confection de confitures ou de liqueurs qui reçoivent leurs qualités stomachiques du péricarpe charnu et verdâtre enveloppant ces fruits. C'est ce brou qui jouit, comme les feuilles, de propriétés médicinales et hygiéniques dues au tannin, à l'iode et au phosphate de chaux qu'il contient. Aussi, brou et feuilles ont-ils été de tout temps employés dans certaines affections, telles que la scrofule, les affections de la peau, la leucorrhée, la phtisie, et dans tous les cas où l'organisme réclame une médication tonique reconstituante. Mais c'est surtout dans la médecine infantile que, prescrits en sirops et en extrait à l'intérieur, en bains et en lotions à l'extérieur, ils donnent de remarquables résultats. Bien mieux que l'huile de foie de morue, qui est souvent difficile à digérer et qui provoque chez certains individus une insurmontable répugnance, ces préparations sont supportées par les estomacs toujours débiles auxquels on les administre.

C'est à Baumès (de Montpellier), que l'on doit d'avoir, dès 1789, fait cet emprunt heureux à la médecine populaire ; mais il faut arriver jusqu'en 1841 pour voir cette médication être définitivement adoptée dans la thérapeutique officielle, à la suite d'un travail remarquable de Négrier. En 1875, Pouguet a remis en vue le noyer et ses produits médicamenteux dans une excellente thèse soutenue à Montpellier. Enfin en 1881, Curtis recommande les gargarismes de décoctions de brou de noix dans la diphthérie.

Que l'on ait exagéré la valeur des propriétés médicinales du fruit et des feuilles de noyer, comme on exagère trop souvent la valeur des remèdes populaires, c'est fort probable ; mais nous devons reconnaître que, par leurs propriétés toniques et dépuratives si précieuses dans les affections dérivant du lymphatisme, ces agents médicamenteux constituent des auxiliaires sérieux de la médication iodée, à laquelle leur administration exempte de tout danger, même à doses élevées, doit, dans nombre de cas, les faire préférer.

LES MARRONS

Le marron est universel en Europe, à ce point que dans certains pays il forme comme la base d'une nourriture temporaire, dont on ne se fatigue non plus que de la viande, du pain et de la pomme de terre. En plus, il apporte avec lui, dès son apparition, une allégresse traditionnelle. Qui de nous n'a passé des heures de sa jeunesse, de précieuses soirées à éplucher le fruit rôti sous les cendres chaudes, dans

les compartiments du poële ou tout simplement
bouilli dans la marmite avec une poignée de sel qui
en rehausse le goût?

Dans le Midi, le marron crève sa *bague* en même
temps que le vin fermente dans le cuvier. Aussi,
fraternisent-ils ensemble an coin du feu, où s'exta-
sient les frimousses roses des enfants et les faces
ridées des vieillards, couleur de la terre sur laquelle
ils sont restés courbés une partie de leur vie. Le vin
blanc coule à flots pendant que le marron geint et
saute dans le poëlon. En Bretagne, le cidre lui fait
cortège, quand sous forme de châtaigne on ne le dévore pas avec le lait caillé ; en Auvergne, pendant
près de trois mois, avec le fromage de chèvre et le
cru piquant des collines caillouteuses, il *bourre* les
paysans et les bergers ; en Italie, le peuple en fait
une excellente *polenta*, qui, pour un peu, détrônerait
le légendaire macaroni ; partout enfin, le marron
joue un rôle prépondérant et jouit d'une sympathie
bien méritée d'ailleurs.

Cet heureux fruit, j'allais presque écrire légume,
n'a pour ainsi dire que des qualités. Pendant que
d'autres produits de la terre et de l'onde, inconsidérément absorbés, engendrent des incommodités que
la médecine a affublées de noms trop difficiles à
écrire, lui, le marron béni, qu'il conserve sa forme
première ou qu'il soit réduit en une pulvérulente
fécule, communique à l'estomac ses vertus nutritives et entre sans efforts dans l'acte si important de
la digestion.

Sa réputation a eu, comme bien l'on pense,

des détracteurs. Ce n'est pas impunément que l'on a quelque mérite ici bas. On l'a accusé, comme son confrère le haricot, de provoquer dans les intestins certaines rumeurs désagréables. Eh mon Dieu, le marron ne fait, en somme, que son métier d'honnête féculent. Il engraisse, lui aussi, fort bien son homme.

Ingéré seul, après cuisson bien entendu, il mérite tous nos éloges. Est-il nécessaire d'avertir le consommateur que l'abus des meilleures choses conduit tout droit aux indigestions ?

Ce serait par trop naïf, et le marron n'est pas exempt de cet inconvénient.

On a pris l'habitude, et ce n'est pas d'hier, de le mêler un peu à tout ce que nous mangeons, viande, gibier, etc. Nous ne saurions approuver cette façon de le préparer. La dinde aux marrons qui célèbre si communément, dans tous les coins de notre chère France, la naissance du Sauveur, demande des estomacs complaisants.

En général, on agira sagement en n'introduisant pas le marron dans les aliments gras difficiles à digérer eux-mêmes et qu'il rend encore plus indigestes. Si, par exemple, vous tenez un bon et beau canard, ne croyez pas le rendre meilleur en le fourrant de marrons.

Erreur complète, erreur profonde. Pour les autres volailles, nous pourrions encore l'admettre une fois par hasard, mais en contracter l'habitude, quelque flatteur pour le palais que soit le goût de ce mets culinaire, ce serait vouloir la ruine de son propre estomac.

Telles sont les réflexions que nous inspire aujourd'hui le fruit si estimé des Parisiens, et ces réflexions sont sans aucune réserve. Autre chose est de ceux qui nous les vendent au coin des rues, c'est presque aussi cher qu'au coin des bois. Là, comme partout, la hideuse spéculation veille, et si la falsification n'a pas osé s'introduire dans la place, c'est que les Allemands n'ont pas encore envahi le marché. Pressé de retourner dans ses lares, à la fin de la saison, le *bon marchand*, qui n'est le plus souvent qu'un gagiste, entasse les sous sur les sous et ne regarde pas à duper le client. Avons-nous besoin d'énumérer les ruses de Peau-Rouge avec lesquelles il dispose ses marrons sur la poêle, présentant à l'acheteur alléché la partie rôtie et dorée, puis les subtilisant avec une telle adresse qu'en ouvrant le *pochon*, on s'aperçoit avec stupeur que la moitié des marrons chauds est gâtée et que l'autre moitié est froide de la veille.

C'est que là-bas notre *marronnier* a laissé une femme, des enfants, une chaumière et un enclos tout petit qu'il faut arrondir chaque année. Sa pensée est incrustée à ce coin de terre qu'il abandonne cinq ou six mois par an, et, pour ainsi dire, il ne le quitte pas, encastré qu'il est entre sa poêle et le mur de la maison où il est parvenu à se creuser une soupente. Presque jamais on ne le voit manger. — Quelques-uns pourtant, mais c'est l'exception, se nourrissent de leurs marrons, et, ma foi, ils ne s'en portent pas plus mal.

LE SUCRE ET LES BONBONS.

Ne pourrait-on pas, jusqu'à un certain point, dire que tout est sucre dans la nature ?

Avec quoi, aujourd'hui ne fait-on pas du glucose ?

La chimie a accompli de tels progrès !

Longtemps et même très-longtemps, on s'imagina que seule la canne à sucre ou le bambou appelé de ce nom était capable de nous fournir la précieuse substance. Une légende était établie autour d'elle, et on ne pouvait plus se représenter une plantation sans nègres complètement nus, aux épaules toujours zébrées par le fouet du commandeur, et, quand ils parvenaient à s'échapper, poursuivis par des chiens qui leur plantaient leurs crocs dans la gorge. Nous estimons que s'il y eut anciennement abus de pouvoir et que si trop de propriétaires ont fait trop bon marché de l'existence de leurs *noirs*, ces criantes injustices et ces sauvages mesures ont disparu des mœurs Américaines et Espagnoles. Les travailleurs du sucre n'ont plus rien à envier à leurs frères d'Europe, qui, comme eux, font du sucre, non plus avec des cannes, que notre sol se refuse à produire et surtout à alimenter, que notre climat ne chaufferait qu'insuffisamment ; mais bien avec la betterave, qui jadis servait exclusivement à la nourriture des bestiaux, et qui produit aujourd'hui avec une fécondité inappréciable ce sucre, que nous ne craindrons pas de nommer le rival du sel dans la consommation générale.

Nous n'entreprendons pas de décrire par le menu les diverses opérations que, là-bas, dans les Antilles, à la Guadeloupe, à la Réunion, etc., etc., subit le suc de la canne avant d'être enfermé dans les *boucauts*, que nos manufacturiers traitent à leur tour comme ils l'entendent et d'après des lois invariables, pour nous le livrer en cristallisations bien connues. Il y aurait tout un volume à faire, et non des moins curieux, sur ces multiples travaux du sucre qui intéressent l'humanité entière.

Ne serait-il pas de même puéril de venir ici essayer une énumération de tous les usages auxquels est employée cette mirifique substance?

Nous parlions tout à l'heure de la betterave, qui fournit dans cette sorte d'alimentation un contingent si remarquablement énorme. La betterave évidemment fait un tort immense à la canne à sucre, non pas que son rendement soit supérieur (au moins est-il égal), mais elle est plus facilement cultivable, plus facilement exploitable industriellement et mécaniment parlant, et elle a cette qualité, cet inestimable privilège de se trouver à la portée de nos mains, d'être la familière de notre sol et de nos cultures. Ne pourrait-elle pas, sans que l'on soit tenté de la taxer de présomption, dire à la vigne, sa sœur, hélas! plus éprouvée: «Place à deux! » Nous avons vu, de nos propres yeux vu, dans le Nord et l'Est de la France, combien est prospère cette industrie du sucre, et comme, déjà très répandue, elle tend encore à s'accroître, à multiplier ses usines, en un mot à se rendre de plus en plus accessible à toutes les bourses.

Est-il nécessaire de remarquer qu'un des besoins instinctifs de notre nature nous pousse irrésistiblement à la consommation du sucre! Et il faut bien se convaincre de cette vérité primordiale que l'instinct ne nous trompe presque jamais. Les enfants aiment beaucoup le sucre et nous ne savons quelle superstition grotesque s'acharne à les écarter de ce produit si tentant et vers lequel ils allongent avec de si évidentes convoitises leurs petites mains impatientes.

Aussi au risque de commettre une petite lâcheté, défendrons-nous les bonbons contre la traditionnelle antipathie que professent pour eux les parents de Bébé.

Parbleu! ils ont bien leurs raisons pour cela, les parents. Les bonbons ne se donnent pas pour rien et les bébés en dévorent incommensurablement, gloutonnement: les garçons, avec des yeux écarquillés et des lèvres gourmandes, les fillettes, mignonnement et coquettement, du bout de leur quenottes nacrées, avec des airs de béatitude ravie et des rires argentins, qui disent toutes leurs intimes jouissances. Ne me suis-je pas laissé conter que les mères elles-mêmes disputaient à leurs filles, pour goûter, le contenu des sacs enrubannés.

On leur a fait, à ces bonbons, des reproches très violents et très amers, sous lesquels ils n'ont cependant pas succombé. On les a mis à l'*index*, conspués,

DEGOIX, *Hygiène de la table.*   8

et pendant longtemps les bébés, anéantis par cette campagne quasi-féroce, en ont été réduits à se promener devant les confiseries, l'œil et le bec ouverts, sans que rien satisfît leurs légitimes convoitises. On parlait d'empoisonnements par l'aconit et la fuschine. Comme on a vite fait tout de même d'empoisonner les gens ! On a prétendu encore que, dans la confection des bonbons, le sucre jouait un rôle prépondérant. Et le sucre, rien que le sucre, suffisait pour exterminer des familles entières. Et notez que cela a duré pas mal d'années. Or, il a été découvert et, ma foi, il n'y pas si longtemps que ça encore, que le sucre, au lieu d'être le roi des constipants, n'est rien moins, de par son étonnante faculté d'assimilation, qu'un stimulant des plus *naturels* pour l'estomac. Cette question est aujourd'hui vidée et nous n'avons pas à y revenir. Les animaux, qui savent, en fait d'hygiène gastronomique, se conduire avec infiniment plus d'intelligence que nous, ne s'y trompent pas, et si les chiens aiment tant le sucre, croyez bien qu'ils y trouvent leur compte et que leur organisme n'y répugne en aucune façon.

Et que les animaux, nos maîtres, vous inspirent, je vous prie, la plus absolue confiance. Voulez-vous savoir si votre fromage est bon ? Présentez-en une parcelle à un chat. L'animal, doué d'un flair exquis, s'assurera, par un examen minutieux, de la qualité du mets que vous lui présentez, et s'il l'a jugé bon, il le happera avec sensualité. Sinon, il tournera majestueusement le dos. Voilà comme sont les bêtes et surtout les chats. *Et nunc erudimini.*

Mais nous voici bien loin des bonbons.

Jusqu'à nouvel ordre, nous voulons croire que les confiseurs sont d'honnêtes confiseurs. A une certaine époque, nous n'ignorons pas que, pour donner à leurs produits d'alléchantes apparences, ils n'épargnaient pas les substances chimiques; mais la surveillance qui, depuis ce temps-là, a été sévèrement exercée sur eux, nous a dépouillés en grande partie de notre ancien scepticisme. On continue, certes, à être quelque peu volé par eux, mais on a eu au moins la consolation de n'être empoisonné... que par indigestion.

Donc, nous prenons la défense du bonbon, que nous avons jadis proscrit avec une énergie que nous ne nous reprochons pas. C'est que les conditions hygiéniques tendent tous les jours à s'améliorer, et que de hauts contrôles, sérieusement établis, nous garantissent suffisamment l'innocuité de ces friandises, dont les grandes personnes ne sont pas précisément les plus grands ennemis.

Non, il ne faut pas sevrer les enfants de sucre, mais il est cependant une chose contre laquelle nous protesterons de toutes nos forces, l'abus. Qu'on en mange trop, ce serait imprudent. Après les bonbons ingérés en masse, ces pauvres bébés se trouveraient en proie à de déplorables tiraillements d'estomac. Aux mères de veiller et de veiller encore. Il ne faut pas que dans les jours d'allégresse générale, au milieu des jouets de toute sorte, des sacs de pralines, et d'autres superfluités ruineuses pour la bourse encore plus que pour la santé, l'enfant voie tout-à-coup sortir d'une boîte l'effrayante figure du « médecin » !

L'EAU POTABLE

L'eau potable ! Voilà une question toujours d'actualité et qui, dans l'état actuel de la science, nous intéresse tous au plus haut degré. C'est que de toutes les substances dont l'homme fait usage, l'eau est la plus importante. Le pain lui-même, qui fait chez nous la base de l'alimentation, peut être remplacé par une foule d'autres préparations où l'on fait entrer le riz, le maïs, le sarrasin, le manioc, la pomme de terre, etc. ; mais on ne saurait substituer à l'eau un autre liquide sans s'exposer à de graves désordres pathologiques. En un mot, l'homme peut se passer de tous les liquides, un seul excepté : c'est l'eau.

L'eau aide la digestion en diminuant la densité du bol alimentaire et en facilitant ainsi son absorption. Elle a aussi une action réparatrice et alimentaire : elle apporte au sang le chlorure de sodium dont il a besoin et aux os les sels de chaux qu'elle tient en dissolution ; mais elle est surtout utile comme liquide, en réparant la partie séreuse du sang disparue par les sécrétions.

Ce liquide réparateur, indispensable à l'entretien

de la vie, doit donc posséder des qualités de pureté irréprochable afin de ne pas entraîner avec lui des éléments nuisibles, qui, transportés dans le torrent de la circulation, pourraient causer des troubles dans notre organisme.

Voilà pourquoi de tout temps la recherche des eaux les plus pures, des eaux de source, a tenu en éveil la sollicitude des hygiénistes. Les Romains eux-mêmes semblent déjà avoir attribué une grande importance à la pureté des eaux destinées aux besoins domestiques, et les aqueducs, qui subsistent encore dans les pays anciennement occupés par eux, prouvent qu'ils allaient souvent chercher très loin l'eau dont ils se servaient pour l'alimentation et les bains, négligeant ainsi, à dessein, d'employer l'eau impure de la rivière voisine.

A l'époque où nous vivons, nos villes et même souvent nos campagnes, sont certainement bien moins dotées que ne l'étaient les villes construites par les Romains ; aussi, pour obtenir une eau relativement pure, a-t-on imaginé de la filtrer. Mais, il y a une vingtaine d'années seulement, on n'avait d'autre but, en se livrant à cette opération, que de se procurer une eau limpide, agréable à l'œil, et dépouillée des matières terreuses tenues en suspension ; on était loin de soupçonner que l'eau serait un jour accusée d'être le véhicule des principes virulents, cause des maladies les plus redoutables, telles que le choléra, la fièvre typhoïde, la dyssenterie, la fièvre paludéenne (1).

(1) Brouardel. *Enquête sur une épidémie fièvre typhoïde qui a*

Ces agents de contagion, on les cherchait dans l'air ; c'est dans l'eau qu'on les a trouvés.

Les travaux de Pasteur et de ses élèves ont projeté une vive lumière sur toutes ces questions et ont, en effet, établi qu'un grand nombre de maladies dites *contagieuses et épidémiques* sont produites par des *microbes* vivant dans l'eau, s'y reproduisant et s'y multipliant quelquefois à l'infini.

Ces microbes, ces organismes microscopiques, qui *souillent constamment les eaux des fleuves, des rivières et des puits peu profonds*, sont si ténus qu'ils existent par milliers dans un seul centimètre cube d'eau, en apparence fort limpide.

Ainsi, l'eau de la Vanne, si recherchée à Paris pour sa limpidité, renferme plus de 10,000 colonies par centimètre cube ; l'eau de la Seine, puisée à Clichy, en amont du collecteur, — et cela n'étonnera personne, — en contient plus de 110,000, tandis qu'en aval du collecteur, elle n'en renferme pas moins de 242,000.

Un habitant de Paris, buvant un verre d'eau de la capacité d'un quart de litre, absorbera 2,750,000 colonies, s'il puise son eau dans la Vanne, et 60,500,000, s'il prend son eau à Clichy, en aval du collecteur (1).

Ces chiffres énormes, puis les travaux de Pasteur

régné à Pierrefonds (*Ann. d'hyg.* fév. 1887). — *Enquête sur les causes de l'épidémie de fièvre typhoïde qui a régné à Clermont-Ferrand* (*Ann. d'hyg.* mai 1887). — *Enquête sur l'origine des épidémies de fièvre typhoïde observée dans les casernes de la marine à Lorient.* (*Ann. d'hyg.* 1887, tome XVIII, p. 497.)

(1) Gab. Roux, *Précis d'analyse microbiologique des eaux.* Paris, 1892.

expliquant la marche progressive des épidémies de choléra, de fièvre typhoïde, etc., le long du cours des fleuves et des rivières, ont ému les hygiénistes, et l'Académie de médecine, dans sa séance du 26 août 1884, a émis le vœu que *les eaux servant à l'alimentation soient exemptes de toute souillure*. Mais comment arriver à ce résultat, comment surtout rendre pratique la désinfection de l'eau ?

On a proposé l'ébullition, puis l'addition à l'eau de certains principes antiseptiques; mais l'eau bouillie, en laissant échapper l'air qu'elle contient, perd une de ses qualités principales, et l'eau additionnée de principes antiseptiques, capables de détruire les bactéries, n'est plus une eau pure, et ne saurait être, toujours impunément, employée pour l'alimentation.

Reste donc l'ancien procédé, consistant à filtrer l'eau et qui, ne lui ajoutant rien, lui enlève seulement des impuretés. Toutefois, comme nous l'avons dit plus haut, les filtres, anciennement employés, en grès, en charbon, etc., n'arrêtaient que les matières terreuses et quelques gaz en excès ; ils se laissaient traverser par les bactéries et étaient insuffisants.

C'est encore à Pasteur que nous devons un filtre meilleur, basé sur la propriété que possèdent certaines terres poreuses, tel que la porcelaine cuite, d'arrêter au passage les plus petits organismes. C'est avec un pareil filtre, installé, dans son laboratoire, que le savant chimiste purifiait l'eau dont il se servait pour ses expériences.

Ce filtre, que l'industrie a su construire sous diverses formes applicables à tous les besoins de la vie, est assurément celui qui répond le mieux aux nécessités de l'hygiène (1).

Nous ne quitterons pas cet important sujet sans nous élever contre certaines pratiques consistant à conserver l'eau dans des vases ou des seaux presque toujours découverts ; — arriverait-elle pure dans le ménage, ce qui est impossible à Paris, surtout, — cette eau ne pourra conserver longtemps cette pureté. Aussi conseillons-nous à nos lecteurs, soucieux de leur sort, de ne faire usage pour leur alimentation que d'une eau stérilisée par le filtre, dont nous regrettons de ne pas voir l'usage plus répandu dans tous les établissements scolaires, dans tous les restaurants et même dans tous les ménages, à la ville comme à la campague.

LA GLACE

Par le chaud qu'il faisait, nous n'avions point de glace,
Point de glace ! bon Dieu ! dans le fort de l'été.

Notre pitié, on le comprendra, est d'ores et déjà acquise à ce malheureux convive de Boileau, car rien ne nous paraît désagréable par les chaleurs caniculaires, comme d'ingérer un liquide tiède.

Et ce n'est pas d'aujourd'hui que date cette préférence pour la boisson fraîche.

(1) Voyez Héraud, *les secrets de l'alimentation*. Paris, 1889.

Nous retrouvons, en effet, l'usage des boissons glacées dans la plus haute antiquité : la Bible en fait mention, ainsi que les auteurs grecs et latins. Horace, qui savait si bien apprécier les qualités du vin, enveloppait de neige l'amphore contenant son Falerne, et les voyageurs ont trouvé l'Orient possesseur de méthodes ingénieuses pour satisfaire le besoin, si naturel dans les pays chauds, des préparations froides. Comme l'Italie, l'Espagne sait de temps immémorial préparer ces boissons, mais l'usage n'en a été apporté en France que de 1655 a 1660, par le Florentin Procope Couteux, qui fut bientôt imité.

Longtemps, on ne fit à Paris de glaces que pendant l'hiver, et ce n'est que depuis 1750, qu'on en trouve en toute saison dans la capitale. L'usage en est tellement répandu que cet article nous semble tout indiqué.

A Paris, il se consomme environ 7.500.000 kilogrammes de glace par an. C'est formidable, direz-vous. Allez en Amérique, les Américains boivent de de l'eau glacée avec frénésie, avec intempérance, si le mot ne paraissait au moins bizarre, appliqué à pareille chose. De là, de nombreux cas de pleurésie, que l'on pourrait éviter en prenant les précautions que nous allons indiquer.

D'abord, ceux qui aiment l'eau glacée doivent se bien garder d'en trop boire. L'excès en tout est un défaut, surtout ici. Au cas où l'on sentirait un commencement de refroidissement, on peut parer le coup en se livrant à des exercices violents de marche ou de gymnastique. La circulation se rétablit de la sorte très promptement. Gardez-vous bien des courants d'air qui arrêteraient la transpiration et provoqueraient immédiatement la pleurésie que vous avez à redouter. Ces conseils s'appliquent tout particulièrement aux femmes et aux enfants, plus disposés que les hommes sains et robustes aux effets de la glace, trop vite et trop inconsidérément ingérée...

On nous fera observer que les glaces servies dans les soirées sont généralement absorbées par des gens en pleine transpiration. Ces glaces sont jugées exquises, et personne, en effet, jusqu'à maintenant, n'a songé à s'en plaindre. Le fait n'est nullement miraculeux, comme on va le voir. La glace qu'on vient de vous apporter sur un plateau, vous la dégustez à petits coups et elle n'arrive à l'estomac qu'après avoir été, pour ainsi dire, échauffée dans la bouche. Il n'y a donc à craindre d'accident que dans le cas, cité plus haut, d'une dégustation trop brusque ou trop copieuse.

On ne saurait trop, au moment surtout où les chaleurs multiplient les occasions et le désir de boire, multiplier aussi les prescriptions. Il en est trois sur lesquelles nous appellerons toute l'attention du lecteur.

Pas de glace, si vous avez l'estomac vide;
Pas de glace, pendant la digestion;
Pas de glace, après des exercices violents.

Est-il nécessaire ici de parler aux dames des périls très graves auxquels elles s'exposeraient si elles prenaient des boissons glacées, à certaines époques qu'elles connaissent bien? Ici, nous interdisons absolument l'usage de la glace qui pourrait devenir mortel.

La médecine, qui, depuis longtemps, connaissait l'efficacité de l'application de la glace dans certaines maladies, en use aujourd'hui dans un très grand nombre de cas qu'il serait trop long d'énnmérer. C'est surtout dans les hémorragies internes qu'on a recours à ce précieux auxiliaire. On s'en sert aussi beaucoup dans les maisons de santé et dans les asiles d'aliénés, où les méningites et le délire fébrile exercent tout particulièrement leurs ravages.

La glace a une propriété qu'en médecine on utilise toutes les fois que l'occasion s'en présente, et cette propriété est celle de l'anesthésie, c'est-à-dire que les points touchés par la glace deviennent, par l'influence du froid qu'elle dégage, complètement insensibles.

Jadis, on voulait que le charbon fût le principal agent conservateur de la viande, mais on a reconnu que la glace lui était bien supérieur dans cet emploi, et c'est le seul procédé qui soit actuellement usité pour l'importation des viandes américaines en France et dans d'autres pays. Aux Halles de Paris, il se fait une prodigieuse consommation de glace, surtout pendant les fortes chaleurs où le poisson se gâte et se corrompt rapidement. Le Parisien doit à cette glace de manger frais ces soles et ces turbots, dont il est si friand.

Il n'est pas à la campagne une demeure de quelque importance qui n'ait sa glacière, où se conservent pendant des semaines entières les objets de consommation les plus délicats et les plus susceptibles d'une décomposition prématurée.

Ces glacières sont entretenues par de la glace que l'on a ramassée pendant l'hiver à la surface des étangs, des rivières, etc.

Il existe pour l'usage des Parisiens, des dépôts de glace naturelle, que l'on peut voir à Vincenes, à Chaville et dans presque tous les environs de Paris.

Il s'agit d'abord de rendre le réservoir que l'on veut établir impénétrable à la chaleur du dehors. A cet effet, on creuse des fosses très profondes que l'on revêt intérieurement d'une maçonnnerie de briques extrêmement légères. Si, on se sert de préférence de la brique, c'est qu'elle est une mauvaise conductrice de la chaleur. Au fond de ces fosses, à une certaine distance du sol, on dispose des grilles sur lesquelles sont entassés des blocs de glace ; on a eu préalablement la précaution de faire un puisard, qui reçoit les fontes partielles de la glace où on les recueille de temps en temps, selon les nécessités. Quant à l'extérieur, le réservoir est couvert d'un toit sur lequel on a étendu plusieurs couches de paille. Et c'est grâce à cette installation peu coûteuse et qui n'a pas demandé de génie pour être découverte, que nous avons de la glace à bon marché et en tout temps à Paris, pour nos plaisirs comme pour nos besoins.

Pour faire ce que nous appellerons de la *glace à domicile,* voici le procédé dont on se sert communément. On prend un cylindre métallique que l'on a rempli d'eau commune ; ce cylindre est plongé dans un mélange réfrigérant, on le fait tourner avec vivacité et l'eau se gèle.

Ce mode de fabrication, comme on le voit, **est** d'une élémentaire simplicité, à la portée de tous, **et** il n'est pas de *glacier* à Paris qui ne connnaisse **le** secret de cette espèce de *moulin à glace* (1).

LE VIN

Tous les poètes ont chanté 'e vin; tout le monde en a bu, mais il est peu de personnes, à part les spécialistes, qui en sachent exactement la composition scientifique. Ceux-là même qui, chaque année, vont vendanger en Bourgogne ou à Suresnes, comme on va aux bains de mer, seraient très embarrassés de nous édifier à cet égard.

Jusqu'à nouvel ordre, il est bien entendu que le vin découle en ligne directe du raisin.

Le vin, dit un proverbe narquois, est bon quand il s'y mêle un peu de raisin.

Lorsque ce fruit libéral et si renommé s'est gorgé tour à tour de rosée et de soleil, sous ses feuilles mordorées et contre ses ceps trapus, on en cueille les grappes (2), dont on remplit des paniers que l'on déverse ensuite dans d'énormes cuves où les attendent

(1) Héraud, *les secrets de l'alimentation*. Paris, 1889.
(2) Voy. Cambon, *le vin et la vinification*. Paris, 1892.

les *égrappeurs* ou les *piétineurs*. Car il paraît que le vin n'est potable qu'autant que des travailleurs particuliers aient dansé et peiné dessus, les pieds nus! Ce métier n'est pas sans présenter quelques dangers, la fermentation du raisin étant très rapide. On ne compte plus les catastrophes qui résultent chaque année de ce système routinier dans certains centres vinicoles. Il paraît qu'on n'a pas trouvé mieux.

Pour transvaser le vin, ou plutôt pour le faire passer dans les barriques, tonneaux ou foudres, il faut attendre qu'il ait *fini de chanter*. Il n'en fermente pas moins dans les nouveaux récépients où il vient d'être introduit; mais peu à peu cette émotion se calme. Tout ce que la liqueur renferme d'impur regagne lentement le fond, sous l'appellation bien connue, de *lie* et on procède alors à l'opération du *collage* (blanc d'œuf) qui l'affranchit complètement de toute scorie et le rend bon pour le commere.

Ici deux catégories de vin se trouvent en présence, les *vins blancs* et les *vins rouges*. Il y a aussi, chacun sait ça, deux espèces de raisins, le *raisin blanc* et le *raisin noir*.

Ce serait un excès de crédulité que de croire à l'influence colorante du fruit sur le liquide. On obtient à discrétion, selon qu'à de certaines conditions on traite la pellicule colorante, du vin blanc et du vin rouge. La couleur ne préoccupe pas d'ailleurs outre mesure les négociants qui vendent jusqu'à du vin... *bleu*.

Quant aux crus de diverses espèces, on prétend

qu'ils ont la valeur que leur donnent leur exposition, la qualité du terrain où la vigne pousse et la plus ou moins grande sollicitude avec laquelle on la soigne. Nous accédons très-volontiers à ces raisons qui nous semblent excellentes, mais nous estimons que la façon de *traiter* le vin entre bien pour quelque chose dans les qualités spéciales que l'on veut lui prêter. C'est d'ailleurs un sujet que le viticulteur traitera infiniment mieux que le médecin qui n'a pu, hélas! guérir les vignes de cette terrible maladie, le phylloxéra.

Il est évident que nous n'avons pas la prétention de traiter le sujet à fond. Que pouvons-nous dire d'ailleurs qui n'ait été cent fois dit et redit?

Dans la nomenclature des vins, il en est qui conviennent à tel ou tel tempérament. Il appartiendra au médecin de conclure et de prescrire.

Aux convalescents, le Bordeaux savoureux; aux lymphatiques, le vermeil Bourgogne, etc.

Nous avons gardé pour la fin le fameux champagne. D'aucuns ne dédaignent pas de prescrire aux jeunes femmes atteintes de chlorose un verre de Champagne. C'est d'ailleurs de bonne guerre, et, disons-nous, de bonne hygiène, lorsque le vin se présente à nous sous sa forme naturelle, c'est-à-dire dégagé de toute hypocrisie, pur de toute sophistication (1).

O Cliquot, Rœderer, Mouët et Chandon, vous.

(1) Voyez Armand Gautier, *Analyse et sophistication des vins*, 4ᵉ édition 1891. — Bastide, *les vins sophistiqués*. Paris, 1889. — Saporta, *la chimie des* vins. Paris, 1889. — Dujardin, *essai commercial des vins*, Paris, 1892.

tous qui, dans vos caves de Reims et d'Epernay, entassez des millions de ces enchanteresses bouteilles, comme notre naïveté doit vous faire rire ! Ingrats qui avez su convertir en si belles espèces la crédulité humaine et sa diabolique persistance. Le champagne n'est autre chose que du vin ordinaire additionné d'un peu de sucre candi.

Quant à nous, dès à présent, nous conseillerons surtout aux gens du monde d'éviter soigneusement l'abus du vin, qui, de sa nature, est très alcoolique. Nous ne serons pas surpris en flagrant délit de contradiction avec nous-mêmes, si nous tolérons chez les ouvriers, chez tous ceux qui travaillent dans l'atmosphère atrophiante des usines, un usage modéré de la célèbre liqueur. Evidemment on nous criera: «Vous voulez donc l'abrutissement des masses ? » Pas du tout, mais l'ouvrier élimine l'alcool bien plus rapidement que l'employé, par exemple, de telle ou telle administration. C'est un fait acquis et sur lequel nous ne reviendrons pas. Quant à la nature de la liqueur ingérée, nous la croyons plus assimilable et moins désastreuse pour l'économie que les alcools extraits de nous ne savons quelles substances ou produits vénéneux, traités par des fabricants aussi louches que ces mêmes produits.

Cette question des alcools, nous la retrouverons d'ailleurs dans le cours de nos études.

LA BIÈRE

La bière, dont on fait aujourd'hui en France

un usage si universel, nous donne cet amer regret
de n'être pas, comme elle devrait l'être, une forte
ressource métallique pour notre pays. Nous savons
que des tentatives ont été opérées par certains industriels en vue de supprimer la concurrence allemande. Mais la bière allemande a prévalu. Malins
comme ils sont tous, ces Teutons vous font observer
qu'un petit obstacle s'oppose à ce que nous fabri-
quions de bonne bière, c'est que nous ne pouvons
la fabriquer avec l'eau du Rhin. Espérons qu'un beau
jour nous pourrons réparer cette lacune. Décidément
rien n'instruit comme le malheur.

Quoiqu'il en soit et sans examiner davantage les
causes d'une vogue que nous déplorons à tous les
points de vue, nous croyons devoir, pour l'instruc-
tion de nos lecteurs, leur donner un rapide aperçu
sur la façon dont est faite la bière.

Deux éléments principaux entrent dans la composition de toute bière qui n'est pas une affreuse prépa-
tion chimique et malfaisante, ce sont l'orge et le
houblon.

C'est l'orge qui en fait à proprement parler le principe constitutif, aussi est-ce elle qui demande le
traitement le plus compliqué, traitement dont nous
allons donner ici les phases importantes.

On sait que l'orge contient une matière amylacée
qu'il s'agit d'utiliser et qui produit le glucose.

Voici comment on opère :

Dans un endroit *ad hoc*, on dispose par couches
l'orge dont on veut faire usage. On a eu soin tout
d'abord de laisser le grain tremper dans l'eau, de

telle façon qu'il ne tarde pas à se gonfler, puis à germer. Sitôt que la germination est arrivée à un certain point qui ne doit pas être dépassé, l'orge est retirée du cellier où elle a été enfermée, puis étendue en plein air pendant un certain temps, jusqu'à dessiccation partielle. Après quoi, elle est encore soumise à la chaleur d'une étuve, au sortir de laquelle elle passe entre des meules qui la broient. C'est ainsi que l'on arrive, après toutefois l'opération du *brassage*, d'où le nom de *brasseur*, à obtenir le *moût*, élément essentiel de la bière future.

On voit que cette boisson d'apparence si simple exige encore des soins assidus et tout particuliers. Mais nous ne sommes pas encore au bout de nos peines. Voici maintenant qu'intervient le houblon que l'on mêle au moût dans la proportion de 2 kil. de mélange pour 100 litres de bière. Lorsque la mixture est parfaite, le refroidissement sera brusque autant que possible, et le tout sera versé dans d'immenses cuves où le liquide sera abandonné à lui-même jusqu'à complète fermentation.

De même que l'on colle le vin, on colle aussi la bière, mais le procédé n'est pas le même. Pour le vin, on se sert de blanc d'œuf, comme chacun sait ; c'est la colle de poisson que l'on applique à la bière.

Et la voilà maintenant toute prête à être servie sur vos tables ou dans les brasseries spéciales, où, sous couleur de se désaltérer, quelques millions de Français absorbent quotidiennement quelques millions de bocks.

Ajoutons qu'il est dans Paris peu de ces brasseries où la bière soit consommée avec toutes les qualités que nous sommes en droit de lui demander. Très exigeante, la bière. Il ne s'agit pas de la rouler en tonneaux dans une cave même très fraîche ; il faut que cette fraîcheur soit encore entretenue par des blocs de glaces ; il faut que les tuyaux de plomb par lesquels elle se dégorge dans les verres soient souvent examinés, rafraîchis, au moins deux fois par jour ; il faut que la pression exercée dans les tonneaux ne soit ni trop forte, ni trop faible ; il faut enfin des gens consciencieux, qui, se contentant d'un gain relativement modéré, nous donnent, pour notre argent, des consommations que nous puissions boire.

Ces temps derniers, la bière a été l'objet de violentes discussions. On lui attribuait à tort des vertus qu'elle n'a pas, comme on lui concède aussi trop facilement des inconvénients que l'on exagère.

Que les grands buveurs de houblon aient une tendance à l'embonpoint et que leur cerveau s'atrophie insensiblement, c'est ce que nous n'aurons pas le mauvais goût de contester. Mais songez, je vous prie, que presque tous les grands buveurs de bière fument énormément et, pour ne parler que du cerveau, la fumée des alcools, jointe à celle des pipes ou des cigares, produit une griserie qui, à la longue, fatigue, pour ne pas dire anéantit la masse cérébral. Il ne faudrait cependant pas aller trop loin dans cet ordre d'idées ; nous avons de la reconnaissance pour quelques bocks (pas trop glacés) que nous bûmes en été, pendant les fortes chaleurs et que, nous l'espérons du moins, nous boirons encore.

CIDRE ET POIRÉ.

Vive le cidre de Normandie !

Cela se chante comme le vin, mais se boit beaucoup plus facilement. Le cidre est une boisson très-fraîche et très-nourrissante, et nous ne saurions trop le recommander, surtout aux personnes dont l'estomac est menacé d'inflammation. Il nous vient de Normandie, comme il nous vient de Bretagne, et c'est à qui des deux provinces se disputera la palme pour la fabrication du précieux liquide. C'est affaire de goût. Le cidre normand est quelque peu pâteux ou sirupeux : le cidre breton est plus vert. Le tout tient à la qualité des pommes employées. Comme on dit vulgairement, il y a un truc. Les pommes de Normandie ne sont pas celles de Bretagne, et, les espèces différant, le cidre naturellement ne saurait être le même dans ces deux grands centres de fabrication.

Le cidre a ses poètes et nous pourrions citer telle poésie de Charles Frémine, où le pommier est célébré avec beaucoup de conviction et de sentimentalisme.

Quoi de plus joli que la fleur du pommier ! C'est la joie des campagnes normandes et bretonnes et leur naturelle parure. La Picardie aurait quelque droit de nous réclamer au moins une allusion, mais, que nous sachions. *cidre picard* n'est pas un vocable qui ait parmi nous une circulation bien active.

Qui de nous n'a encore, au fond de la mémoire, cette vision du pressoir trapu enfoncé dans l'obscurité de la grange, envahi par les toiles d'araignées, encombré d'instruments aratoires, délices des poules, des coqs et des pigeons jusqu'au jour triomphal où il est appelé à fouler, sous ses lourds madriers, les pommes qui viennent d'être cueillies. Alors, c'est fête au village. Car il est une vendange de la pomme comme du raisin, et les filles de la Normandie, voire ses gars, n'ont rien à envier aux joyeuses commères et aux grivois vignerons de la Bourgogne. Armés de longues perches, les voici allant d'arbre en arbre, *gaulant* à tour de bras, et les pommes dégringolent avec un bruit de grêles. Nous avons assisté à ce spectacle, qui ne manque pas d'intérêt.

Le cidre à Paris n'est pas précisément ce que l'on peut rêver de plus pur ; on peut même affirmer qu'il est très hypothétique et très-fallacieux. Nous avons souvent, dans les faubourgs, rencontré des négociants d'une incroyable générosité, qui, pour vingt centimes, nous abandonnaient un litre de cidre. Inutile, n'est-ce pas, de vous conseiller l'eau, si toutefois vous aviez le choix entre ce breuvage peu coûteux mais exécrable, et l'autre, qui a au moins le mérite d'être naturel.

En réalité, le cidre n'est pas une boisson économique. Outre qu'il revient aussi cher que le vin et que les frais d'octroi sont presque aussi élevés, il devient plus onéreux pour la bourse, par cette bonne raison qu'on en boit davantage. C'est d'un autre côté une excellente boisson d'été, dont on peut faire usage sans aucun inconvénient.

En Bretagne comme en Normandie, c'est la boisson

presque exclusive de toute la population. Il arrive que Normands et Bretons s'en donnent jusqu'à l'ivresse. Or, l'ivresse du cidre est abominable, abêtissante, brutale. Le vin a cette supériorité sur son blond rival, qu'il fait rire, chanter, qu'il égaie et rend les idées parfois un peu trop... folichonnes. Le cidre n'inspire que la tristesse la plus profonde, l'abattement et le dégoût. Ce n'est pas pour les Parisiens que nous écrivons ces dernières lignes, car on en est encore à chercher un Montmartrois ou un Batignollais qui se soit grisé avec le jus de la pomme.

Un autre cidre très-suggestif, mais qui, celui-là, se fabrique avec des poires, c'est le *poiré*. Poires, poiré. L'étymologie est lumineuse.

Ne croyez pas que l'on aille chercher, pour confectionner cette boisson, les meilleurs fruits de nos vergers. Non, ce sont précisément les plus mauvaises poires qui font le meilleur poiré.

Une fois en bouteilles, ce diable de liquide pétille et fait tapage, brise le verre et éclate avec de joyeuses détonations. Aussi demande-t-il à être traité spécialement. Quand il est à point, servez-le à la fin du repas et le poiré joue le champagne à s'y méprendre. Nous ne craignons pas de commettre une hérésie en affirmant que, dans beaucoup de cas, il lui est préférable.

Ajoutons que le poiré est un breuvage local. Il serait impossible de l'exporter *nature*. Celui que l'on boit à Paris, où l'on boit d'ailleurs de tout, a été travaillé de telle façon qu'il ne peut donner l'idée d'un poiré originel qui, pris sur le vif et dans son lieu de naissance, est tout simplement exquis.

CAFÉ AU LAIT ET CHOCOLAT.

Combien de fois avons-nous pris, entre nos mains, notre pauvre tête pour en extraire, ou mieux, pour en exprimer une réponse à cette question : « Pourquoi certains médecins ont-ils décrié, avec tant de virulence le café au lait ? » Que leur avait-il donc fait. cet inoffensif breuvage, bien innocent de toutes les foudres déchaînées contre lui, des flots d'encre que l'on a versés pour l'attaquer, le honnir, et constatons-le aussi, non sans soulagement, quelquefois pour le défendre. Et tout en écrivant, nous nous demandons si réellement le café au lait a besoin d'être défendu, pourvu toutefois que le café soit du café et le lait soit du lait. Etant donné ces deux conditions, plus difficiles hélas ! à réaliser qu'on ne le croirait, nous ne voyons aucun mal à ce que les Parisiens, le matin, au saut du lit, se gorgent de ce breuvage chaud et sucré, avec accompagnement de pain grillé.

Non seulement à Paris, mais dans toute la France, on en fait une énorme consommation. Nous n'ignorons pas qu'ici encore, comme d'ailleurs dans tout ce que nous mangeons ou buvons, la sophistication joue son mauvais rôle et intervient avec rage, (1) mais quand ce n'est que de la chicorée, nous sommes

(1) Macé, *les substances alimentaires*, Paris, 1891, — Bonnet *Précis d'analyse microscopique des denrées alimentaires* Paris, 1890.

pres que désarmé et nous jugeons inutile de modifier en quoi que ce soit notre jugement.

Il n'en sera peut-être pas de même du chocolat, que nous associons à dessein au café.

Le chocolat, comme l'on sait, est un aliment d'une espèce toute particulière, qui a pour base le cacao dont les Antilles, principalement, fournissent une grande quantité. Ledit cacao se présente généralement sous la forme de grains que l'on traite à la façon du café. Selon le degré de cuisson ou de torréfaction, on obtient des chocolats de goûts différents. Celui que nous préférons doit être fortement sucré. Beaucoup de personnes le préfèrent à l'eau, purement et simplement. Ce sont là des gourmets. Le public et les établissements qui en débitent à la tasse le mêlent avec du lait. Le prix du chocolat est toujours resté relativement élevé.

En dépit de l'affirmation d'un industriel bien connu, qui a fait dans le cacao une fortune colossale, nous ne répéterons pas, devant le lecteur pour lequel nous ne saurions avoir trop de respect, qu'il *blanchit en vieillissant*. En France, nous aimons la plaisanterie, et celle-ci est une des plus fortes que nous connaissions. En tout cas, nous ne saurions trop pousser à la consommation du chocolat, dont les qualités nutritives sont extrêmement précieuses.

Il convient, maintenant que nous avons reconnu tout le mérite de cette substance alimentaire, de dénoncer à la vindicte publique les fraudes dont elle est l'objet. Rien n'est malheureusement plus facile à imiter que le chocolat. Une farine quelle qu'elle soit, colorée selon les procédés ordinaires d'une chimie honteuse, agrémentée, pour le goût, de benjoin et de tolu, voilà ce que l'on vous sert le plus communément en guise de chocolat. Comme il serait à souhaiter que quelque beau matin le Laboratoire municipal descendit tout entier dans la rue et fît une invasion inopinée chez les négociants sans vergogne qui empoisonnent le client et lui subtilisent par-dessus le marché un argent si laborieusement gagné.

Mais quand donc le Laboratoire municipal se décidera-t-il à agir ?

Et, de nouveau, je presse ma tête pour en faire sortir une réponse à cette question.

LE THÉ

Vous ne pensez pas, j'imagine, que nous buvions en France du véritable thé.

Parbleu ! c'est à peine s'ils en boivent en Chine.

Or, si nous buvons du thé, c'est tout simplement l'ombre d'une feuille, qui a appartenu à quelque arbuste similaire, mais qui a déjà passé par tant de préparations, par tant de triturations, qu'une tristesse profonde nous saisit à le révéler au public.

Allons courageusement jusqu'au bout. Des esprits moroses et malveillants veulent à toute force que les Chinois, pour nous exprimer le mépris qu'ils ont pour nous, ne nous livrent leur thé qu'après l'avoir deux ou trois fois dévirginé.

Ainsi, dans les cuisines bourgeoises de Paris, les cuisinières et les fortunés mortels qu'elles honorent de leurs faveurs prélèvent le premier bouillon, sans doute parce qu'il est le plus succulent, le plus nourrissant.

Et s'il en reste encore, les maîtres en auront.

De tous ces racontars, en réalité, il ne faudrait guère croire que la moitié, et c'est déjà trop.

Nous avons un peu chargé les Chinois et nous serions mal venu à le regretter, mais il ne faut pas que le parti-pris nous aveugle au point d'oublier nos bons amis les Anglais, passés maîtres en l'art des sophistications. Cela, du reste, ne pouvait guère être évité, étant surtout donné l'usage continuel que l'on fait, outre-Manche, de la feuille céleste que l'on divinise à Pékin.

Il n'est bon Anglais qui ne se sature deux fois par jour de l'odorante liqueur. Du plus petit au plus grand, cette habitude est devenue un besoin, comme l'absinthe pour quelques-uns de nos compatriotes. Ce qui n'empêche nullement les larges rasades de wiskey, de gin et de stout ; ce qui n'exclut nullement les hommages rendus à notre champagne de toutes les marques.

Le thé n'est pas, à proprement parler, une boisson française. Pendant longtemps même, on ne l'a employé que comme remède. Il entrait, avec le tilleul et les quatre fleurs, dans une thérapeutique générale dont nous nous sommes un peu débarrassés aujourd'hui.

Il n'en est pas moins vrai que cette infusion rend parfois de véritables services. Pour peu que vous soyez resté trop longtemps à table et qu'inconsidérément vous vous soyez laissé aller à sabler de vos propres crus ou de ceux de votre amphitryon, les lourdeurs vengeresses, qui, le lendemain, châtieront votre intempérance, tiendront difficilement devant deux ou trois tasses de thé que vous aurez *mouillée*s de quatre larmes de bon rhum.

La profession misérable, mais lucrative, des jockeys les contraint de ne pas se laisser envahir par la graisse. Quelques-uns d'entre eux n'en ont pas moins de fâcheuses tendances à l'embonpoint. Pour rentrer dans les bornes prescrites par les lois des écuries, des champs de course et du *turf,* ils suivent un régime qui, dans très peu de temps, leur donne l'émaciation désirable : viandes grillées, pain grillé et thé à profusion. Pour achever le tableau, notons les kilomètres parcourus à pied jusqu'à ce que sueur s'en suive et de longues transpirations dans des couvertures de laine. A vrai dire, les jockeys étant pour la plupart de la nationalité anglaise, cette fanatique ingurgitation de thé ne saurait leur être désagréable.

La Russie a-t-elle inoculé à l'Allemagne la manie du thé ou l'Angleterre, en vertu du « *is fecit cui prodest* » a-t-elle volontairement étendu sur ces deux pays son industrie de prédilection ? Quoi qu'il en soit, la Russie consomme presque autant de Songho, de Souchong et de Pekao que l'Angleterre elle-même. Quel est le roman de Tolstoï, de Dostoiewsky, et pour remonter un peu plus haut de Pouchkine et de

Gogol, où la *Samovar* n'intervienne à chaque instant, toujours bouillant, toujours fumant, toujours prêt à laisser couler de ses larges flancs le liquide réparateur ?

Rendons, nonobstant cette justice au thé qu'il est facile à absorber, à digérer, et qu'il a sur les nerfs une influence toute spéciale. Il ne faudrait pourtant pas en abuser. Malheureusement, nous sommes ainsi faits que nous ne sommes toujours que trop disposés à ne pas nous ménager, quand nous avons affaire à des choses qui nous plaisent. Ce sera là l'éternel écueil de nos organisations mal équilibrées. Le thé, comme le vin, comme tous les alcools, et aujourd'hui comme l'éther en Irlande, a ses adorateurs à outrance, disons mieux, ses ivrognes. Ainsi donc, voici un breuvage inoffensif, salutaire même, d'apparence très bénigne, une sorte de hors-d'œuvre dans la série des consommations modernes, et nous avons trouvé le moyen d'en faire (ce n'est pas exagéré) un instrument de destruction. Tant il est vrai que la vie n'est qu'une course vers la mort. Chez les personnes qui boivent du thé avec excès, les mêmes phénomènes se produisent que chez les alcooliques ordinaires avec des symptômes d'un ordre tout particulier. Enervement, maigreur, altération de la peau, affaiblissement cérébral, relâchement des tissus, la litanie est complète. Nous ne parlons pas pour nous, Français, chez qui les excès de thé sont extrêmement rares, mais il n'en est pas de même à Londres, à New-York, à Pékin et à Saint-Pétersbourg, où ces diverses affections ont été maintes fois observées.

Nous prescrirons le thé aux personnes lymphatiques, qni ont parfois besoin d'un *coup de fouet*, mais nous n'insisterons pas davantage, convaincu que nous sommes que le thé, chez nous, ne sera qu'une mode et jamais un besoin. N'avons-nous pas le tilleul ?

LE CAFÉ

Parmi les moteurs du système nerveux dont l'usage s'est répandu sur toute la surface du globe, les uns, tels que les alcools et le tabac, offrent des avantages compensés par de graves inconvénients ; les autres, tels que le thé et le café ont eu presque toujours de bons résultats, lorsque leur emploi a été sagement conduit. Aussi, le café, avec la propriété qu'il possède d'exalter la sensibilité et la mémoire, de prédisposer aux travaux intellectuels et de favoriser la digestion, est-il toujours fort goùté, en dépit de la fameuse prédiction de Mᵐᵉ de Sévigné : « Racine passera comme le café ».

Outre ces diverses propriétés excitantes qui l'ont fait adopter comme complément indispensable d'un bon repas, un des effets les plus remarquables du café est, sans contredit, de soutenir les forces des hommes soumis à de rudes travaux ou bien à de fatigants voyages, tout en permettant de réduire passagèrement de vingt-cinq ou trente centièmes la quantité de leurs aliments. D'après les ingénieuses observations de Gasparin, ces effets sont dus à la propriété qu'il posséde de rendre plus stables les éléments de notre organisme, en amoindrissant les déperditions et en empêchant notre corps de se « dénourrir. »

Devant de telles propriétés, il ne faut pas s'étonner de la rapidité avec laquelle le café torréfié a envahi les grands centres ouvriers, les villes et les campagnes. C'est, en effet, grâce à cette liqueur bienfaisante, que beaucoup trouvent le moyen de supporter la crise de misère que nous traversons et que l'ouvrier sans ouvrage peut tromper sa faim, en attendant un lendemain meilleur.

Mais en dehors de ces cas où l'abus devient presque une nécessité, le café, absorbé indistinctement à toute heure du jour, constitue la boisson favorite de beaucoup de personnes et forme souvent le. seul déjeuner de l'employé et de l'ouvrière, permettant à leur estomac d'oublier les longues heures qui vont s'écouler jusqu'au prochain repas. A la campagne même, la ménagère, qui préparait autrefois une bonne soupe au laboureur matinal, a trouvé plus facile de jeter de l'eau bouillante sur un filtre et n'a pas eu de peine à faire contracter à son mari une habitude, dont elle profite largement.

Néanmoins, pris ainsi, à jeun, lorsque l'estomac est dans l'état le plus complet de vacuité, le café ne saurait avoir une heureuse influence sur cet organe. Son action stimulante, qui l'a fait, avec raison, recommander après le repas, produit sur la muqueuse de l'estomac une excitation d'autant plus grande et plus nuisible que le liquide est mis, dans l'estomac vide, en contact plus direct avec cette muqueuse, et de nombreuses observations personnelles nous permettent de compter l'infusion de café, prise à jeun, comme une des causes les plus fréquentes de *gastralgie*.

Ce reproche, nous pouvons, d'ailleurs, l'adresser aux différentes boissons dites stomachiques ou apéritives, telles que bitter, vermouth, absinthe, et en général, sauf de rares exceptions, à tous les médicaments, vin de quinquina ou autres, qu'une déplorable habitude fait prescrire à un moment éloigné des repas. Le moindre inconvénient de cette pratique, qui met le médicament en contact immédiat avec la muqueuse, est d'irriter celle-ci et d'engendrer la dyspepsie et la gastrite.

Il est juste d'ajouter que la soupe au café (mélange de café noir et de pain) dont font usage les troupes, et surtout les ouvriers des houillères, semble diminuer l'action irritante que provoque le café pris seul, sans autre aliment, ou mélangé à de l'eau-de-vie.

Toutefois, chers lecteurs, malgré ses nombreux avantages, sachons ne pas abuser de cette précieuse boisson, nuisible à dose exagérée, inutile à dose modérée, si nous ne devons profiter du réveil qu'elle communique à nos organes, et, dans la crainte de la gastralgie, contentons-nous des agréables sensations que procure, par son parfum exquis, la tasse de café, prise après le principal repas de la journée.

L'ABSINTHE

La liqueur d'absinthe, cet étrange breuvage qui a pour certains hommes d'irrésistibles attraits, renferme, avec des proportions d'alcool variant de 15 à 70 pour 100, des essences d'anis et d'absinthe. Si la grande proportion d'alcool rend cette liqueur dangereuse, le danger, loin d'être atténué, est encore augmenté par les essences qui exercent une mauvaise action sur le système nerveux. Pour démontrer cette influence nuisible, voici une expérience que relate Bouchardat et dont les résultats sont saisissants : Dans deux coupes contenant chacune un litre d'eau, mettez des poissons : versez dans l'une six gouttes d'essence d'absinthe, dans l'autre six gouttes d'acide prussique ; les poissons sont foudroyés plus vite par l'absinthe que par l'acide prussique.

L'absinthe commune est faite avec de l'alcool à 40 0/0 ; l'absinthe suisse, avec de l'alcool à 70 0/0. Autrefois la consommation de la première était beaucoup plus considérable que la consommation de la seconde ; mais aujourd'hui les proportions sont renversées et l'on consomme plus de quatre litres d'absinthe suisse pour un litre d'absinthe commune. Cette différence, qui s'accentue journellement, provient de ce que les absinthes supérieures ne renferment aucune autre substance toxique que l'alcool et les essences, tandis que les absinthes communes, dans la composition desquelles interviennent jusqu'à des sels de cuivre destinés à les colorer, contiennent souvent une foule de produits dont on se garde bien de décliner tous les noms aux gens des classes ouvrières auxquels ils sont destinés.

C'est surtout aux buveurs d'absinthe que l'on peut appliquer le vieux proverbe : *qui a bu boira*. Les exemples d'hommes adonnés à l'absinthe et renonçant à cette liqueur sont si rares qu'on les croirait nuls. Les ondulations bizarres de l'eau qui verdit et blanchit, le parfum pénétrant de l'alcool et des essences, déterminent immédiatement une sensation agréable qui attire, fait revenir une fois, deux fois, plusieurs fois, à la verte liqueur et engendre bientôt l'habitude.

Cette boisson est le plus souvent prise avant le repas ; l'estomac étant vide, l'absorption est rapide ; l'action de l'alcool et des essences est alors plus instantanée et plus intense. A peine a-t-on savouré la perfide liqueur, que l'intelligence semble animée, surexcitée ; si le buveur se livre alors à des travaux d'imagination, il peut survenir des éclairs heureux, mais ce bien passager ne saurait compenser les maux qui surviendront ensuite. La sécheresse de la gorge produite par l'absinthe pousse le buveur à de nouvelles libations, tandis que l'habitude, émoussant le goût, lui fait graduellement augmenter la dose pour qu'il puisse jouir encore de la sensation tant recherchée. Aussi arrive-t-il quelquefois à prendre sans eau ce brûlant poison, qui finit par le faire tomber dans la stupéfiante hébétude propre aux ivrognes.

Par son action néfaste sur l'estomac qui se trouve dans l'état de vacuité, par son action sur le système nerveux, l'absinthe est la plus malsaine des boissons; après la dyspepsie, la gastrite et la gastralgie, c'est le délire chronique et la paralysie générale qu'engendre l'abus de cette liqueur qu'ont faussement classée parmi les apéritifs, les buveurs désireux de faire excuser leur coupable habitude (1).

Je ne saurais donc trop recommander à ceux de mes lecteurs qui seraient séduits par la verte boisson, de suivre le conseil que le Dr Camuset donne aux amateurs de ce prétendu apéritif.

Versez avec lenteur l'absinthe dans le verre,
Deux doigts, pas davantage : — ensuite saisissez
Une carafe d'eau bien fraîche ; puis versez,
Versez tout doucement d'une main bien légère.

Que petit à petit votre main accélère
La verte infusion; puis augmentez, pressez
Le volume de l'eau, la main haute, et cessez
Quand vous aurez jugé la liqueur assez claire.

Laissez-la reposer une minute encor ;
Couvez-la du regard comme on couve un trésor ;
Aspirez son parfum qui donne le bien-être !

Enfin, pour couronner tant de soins inouïs,
Bien délicatement prenez le verre, — et puis
Lancez, sans hésiter, le tout par la fenêtre.

(1) Bergeret, *l'alcoolisme*, Paris, 1888. — Jolly, *le tabac et l'absinthe*. 2e édition. Paris, 1887.

LES ALCOOLS.

On se souvient de la célèbre discussion qui eut lieu, à la Cour d'assises, à propos du procès de Madame Lafarge, née Capelle, accusée d'avoir empoisonné son mari. De l'arsenic avait été en effet trouvé dans les intestins de la victime, mais en quantité relativement médiocre. Quoiqu'il en soit, le ministère public triomphait. La présence de l'arsenic dénonçait jusqu'à l'évidence la culpabilité de Madame Lafarge. Raspail, qui avait été appelé comme expert, ne put s'empêcher de s'écrier : « De l'arsenic, Monsieur le Président, mais on en trouverait dans les bras et le dossier de votre fauteuil ! »

Ce qui est aujourd'hui une vérité scientifique passait alors pour un paradoxe, plein d'une joyeuse fantaisie.

On en pourrait aujourd'hui dire tout autant de l'alcool. Nous ne savons pas trop avec quoi on fabrique l'alcool de nos jours, ou plutôt nous ne le savons que trop. Il n'est pas jusqu'au cuir de vos vieilles bottes, ô lecteurs, qui ne soit utilisé par des industriels éhontés et ne se débite sur leurs affreux comptoirs sous forme de rhum qu'une satanique étiquette désigne frauduleusement comme étant originaire de la Martinique. Je ne cite ici qu'un exemple qui donnera raison au vieux Raspail ; mais, chemin faisant, combien d'autres seront levés sous notre plume ! C'est à confondre l'imagination, et si les résultats, au point de vue de l'hygiène, n'étaient si léthifères, on pourrait trouver merveilleuse la rouerie de ces charlatans en liqueurs, jamais à court de ressources quand il s'agit de duper le trop naïf client.

Prenons d'abord le roi des liqueurs, le *cognac*, puisqu'il faut l'appeler par son nom.

Nous avouerons ingénument et avec une impartialité très méritoire que nous savons quelque part dans les Charentes, de bon cognac, d'excellent cognac, du vrai cognac de résurrection. Malheureusement les fortunés détenteurs de ces trésors liquides ont l'habitude de vous confier que ce petit verre que vous venez de boire avec tant d'onction et que votre épigastre a accueilli avec tant d'enthousisme, ne saurait être débité chez un marchand banal sans coûter au minimum trois francs ou trois francs cinquante centimes le verre. Nous voici bien loin du verre à trois sous que l'on sert à Jacques Bonhomme (il en est qui se laissent avaler pour cinq centimes sous le nom aussi lugubre que significatif de *tord-boyaux*) chez les *zingues*, et que parfois l'on décore de la pompeuse et grotesque appellation de *fines*. Ce rabais pourra sembler exorbitant aux personnes qui se donnent parfois la peine de réfléchir. Et nous ne pouvons nous empêcher de frémir en songeant aux immenses fortunes que certains négociants ont amassées, grâce à cet innommable trafic ! Par pitié pour vos estomacs, ô lecteurs, refusez-leur, si jamais, (ce qu'à Dieu ne plaise), ils vous en demandaient, refusez-leur, nous vous en conjurons, cette boisson ou plutôt ces boissons désarticulantes..., à moins que, nés sous une étoile diamantée, vous n'ayez les enviables moyens de correspondre directement avec les caves de MM. Martel et Hennessy. J'ai dit « directement » et j'y insiste, parce que la qualité même des cognacs vendus cinquante et soixante-quinze centimes, voire un franc dans certains cafés qui se prétendent très honnêtes, nous semble à bon droit horriblement suspecte. L'ouvrier, qui *tue le ver* tous les matins et même plusieurs fois par jour avec cette composition criminelle, ne se doute pas du mal qu'il se fait. Il ne tue pas de ver d'abord, mais il s'abrutit, lui, jusque dans ses fibres les plus intimes, et volontairement il voue son être physique, comme aussi son être moral, à la pire, à la plus dégradante des abjections.

A propos du rhum, nous avons parlé du cuir qui jouait une grande importance dans sa fabrication. Nous pouvons surprendre aussi, pour peu que nous analysions les néfastes produits vendus et livrés sous le fallacieux qualificatif de *cognac* ou d'*eau-de-vie*, la présence de toutes ces huiles redoutables ou essences particulièrement destructives, du bois, de la pomme de terre, de tous les fruits connus, en quelque état de décomposition qu'ils se trouvent, des betteraves, des grains, etc.; le tout combiné avec une certaine quantité de pétrole.

Ces cognacs et ces eaux-de-vie portent différents noms suivant les pays où on les fabrique et où on les absorbe. Jusqu'ici, pour la propagation des eaux-de-vie cyniquement falsifiées, la vertueuse, la poétique, la romanesque Germanie (*alias* Allemagne), n'a pas encore trouvé son égale ou sa rivale.

Les Anglais, dans leurs *bars* qui n'ont d'ailleurs rien à envier à nos mastroquets, (pardon de la familiarité du mot, mais il est tellement entré et ancré dans nos mœurs !) sacrifient et noient jusqu'à la dernière lueur de leur raison, dans des flots de *gin* et de *wiskey*, boissons aussi authentiques que notre cognac à cinq centimes la mesure.

L'Irlandais essaie d'oublier ses infortunes et son servage dans de copieuses rasades d'une affreuse liqueur qu'il tire de ses pommes de terre.

N'oublions pas, en passant, l'immonde *schnaps* de nos bons amis les Teutons. Un de nos confrères, très compétent à tous égards, fait cette remarque qu'en Allemagne, il meurt plus de quarante mille alcooliques par an. L'alcool prime la force, comme la force prime le droit. Ce chiffre d'ailleurs ne laisse pas que d'être très instructif à tous les points de vue.

Le moment est venu, j'imagine, d'ouvrir une parenthèse ; chez nous aussi, ne faut-il pas l'accuser franchement et douloureusement, l'alcool a fait de tels ravages que l'on ne saurait trop les déplorer. Dans la plupart de nos hôpitaux combien de malades n'est-on pas obligé de soigner par l'alcool ? Hélas ! Il nous répugne de l'écrire, mais le fait n'a que trop de réalité. On administre aux tristes clients des hospices, et on le leur administre forcément, l'alcool à dose raisonnée, selon le degré d'alcoolisme qu'ils possèdent en y entrant. C'est le système de la grada-

tion employée pour les morphinomanes (1) et les co-
caï-nomanes.

En 1870, lorsque, bien malgré eux, nombre de nos
compatriotes traversaient la Forêt-Noire dans les
wagons allemands, les autocthtones, à chaque halte
que faisait le train, s'approchaient des prisonniers et
leur tendaient généreusement (authentique!) des cru-
ches pleines d'un kirsch extrêmement sympathique.
Comme on n'avait nulle raison de se défier de cette
liqueur si prisée en France, surtout quand elle venait de là même où elle vous était présentée avec
tant d'affabilité et sans aucune idée de spéculation,
on l'acceptait sans trop se faire prier, avec une reconnaissance que l'on ne cherchait pas à dissimuler.
Le kirsch de la Forêt-Noire! Un nectar, comme
l'Olympe n'en possédait pas. Hélas! comme il faut
de nos jours en rabattre! Nous le buvons en France,
il est vrai, ce fameux kirsch, mais voulez-vous bien
vous persuader à vous-même que les cerises n'y sont
absolument pour rien? De l'alcool, toujours de l'alcool, et quel alcool! additionné de je ne sais quelle
décoction de feuilles, ou de fleurs de pêches et de
laurier-cerise. Cerise! Il fallait bien que le nom,
d'une façon ou de l'autre, se rencontrât dans la composition.

« Vous prendrez bien, Mesdames, un petit verre
de *chartreuse*. » Rien de plus banal que cette invita-
tion à la fin d'un repas. Et les verres, autour de la
table joyeuse, se remplissent de la mirifique liqueur.

(1) Guimbail, *les morphinomanes*. Paris, 1892.

Nous avons connu, pour notre part, plus de dix pharmaciens ou fabricants de produits chimiques qui n'avaient pas leurs pareils pour imiter la « chartreuse », vous m'entendez, la vraie, l'unique « chartreuse », celle qui sort des religieuses officines que le monde entier connaît et célèbre sur tous les tons.

Nous voulons bien admettre que les bons trappistes qui la fabriquent à la Grande Chartreuse soient munis des meilleures intentions, et nous aurions mauvaise grâce à douter de leur loyauté. Il n'en est pas moins vrai que les flacons qui sortent de leurs mystérieux laboratoires, et qui portent des signes cabalistiques sont singulièrement bondés d'alcool et que la fameuse chartreuse, bue avec intempérance, (ne sommes-nous pas capables de tout ?), ne laisserait pas que d'affecter singulièrement le système nerveux. Après tout, vous me direz que l'eau dé mélisse des Carmes..., mais n'insistons pas : constatons seulement que les maisons religieuses, à l'époque où nous sommes, ont peut-être trop de tendances à se transformer en distilleries.

Il n'y a pas encore si longtemps que le *kummel* a fait son apparition au milieu de nous. On peut en user sagement « dans les bons endroits » Il est très chaud à l'estomac. et active réellement les digestions difficiles.

Pour nous, nous avons gardé un souvenir attendri d'une certaine eau-de-vie de *quetsch* que l'on nous a fait goûter en Alsace. Cela sentait son fruit, et nous avouons, avec des gémissements non feints, que nous n'avons pu renouveler à Paris ce régal d'une saveur toute particulière. Et rien n'est plus simple que la confection d'un bon questch. Le plus difficile à trouver, ce sont les prunes spéciales, grosses à peine comme un œuf de pigeon, brunes, très allongées, que l'on écrase (noyaux compris bien entendu), jusqu'à ce que le jus en soit entièrement exprimé, et que l'on soumet ensuite au régime de l'alcool. L'Alsace n'en fournit pas beaucoup, mais on n'en boit pas moins dans le monde entier. Jugez des contrefaçons ! (1)

L'eau-de-vie nationale des Russes est le *kwass*, sorte de liqueur fermentée, dont l'orge fournit l'élément principal. Ses victimes ne sont plus à compter, surtout dans la basse classe.

Le marc de pommes fournit, comme le marc de vin, une eau-de-vie très prisée, qui a même de fervents adorateurs. Est-ce à dire que le « *calvados* » et l'eau-de-vie de *marc* soient à recommander ? Tant s'en faut, et nous en proscrirons l'usage avec la même véhémence que s'il s'agissait de l'absinthe.

Nous ne voulons pas faire ici une nomenclature de toutes ces boissons qui, dans un délai plus ou moins long, contribueront à l'extinction de notre race. Les variétés en sont infinies, sans parler de celles où n'entrent que de l'alcool rectifié, de l'essence de pétrole et que l'on colore suivant les noms que l'on veut leur appliquer. Ce serait tenter l'historique de toutes les sophistications modernes, et nous ne nous en sentons pas le courage.

(1) J. de Brevans, *la fabrication des liqueurs et des conserves.* Paris, 1890. (*Bibliothèque des connaissances utiles*.

Concluons, Est-ce à dire que nous rejettions absolument et en bloc toutes les liqueurs dont nous venons de parler ? Nous n'irons pas si loin. Nous noterons seulement avec amertume cette observation que, si l'on n'est très riche, on ne boit que d'affreux alcools. C'est, pour ainsi dire, la destruction forcée, la mort à petit feu, (ce n'est pas une image), et, avant la mort, la démoralisation absolue, la déchéance complète de tous ces pauvres êtres, qui, sciemment ou inconsciemment, ont pris l'habitude de s'alcooliser.

N'y a-t-il donc pas quelque chose à faire ? Ce n'est pas au médecin à répondre.

L'ALIMENTATION DANS LA DYSPEPSIE.

Qui de nous n'a souffert plus ou moins de cette affection qui se rattache à des causes si diverses et qui produit aussi des effets si contradictoires ?

Un auteur, qui s'en est tout particulièrement occupé, a déclaré non sans raison « qu'il est impossible de rencontrer, à l'autopsie, un estomac sain, quelle que soit d'ailleurs l'affection à laquelle le malade ait succombé. »

La dyspepsie est en somme le nom général qu'empruntent à tour de rôle toutes les affections de l'estomac. Et nous en sommes tous tellement menacés qu'il n'est même pas bien sûr qu'avec un régime des plus sévères et des plus adaptés au tempérament de l'individu, on puisse échapper à sa fatale étreinte.

Comme l'enfer est pavé de bonnes intentions, on peut dire que cette triste vallée de larmes est peuplée de dyspeptiques.

Maux d'estomac d'un côté : tranchées, spasmes, coliques, etc.

Maux d'estomac de l'autre : lourdeurs, difficulté de digestion, embarras confus, maux de tête, vertiges, etc.

Protée femelle, la dyspepsie revêt toutes les formes.

Sans avoir préalablement vu le malade et nous être enquis de ses habitudes, il est difficile d'indiquer un *modus vivendi* qui le rende à la santé, ou du moins à des fonctions plus régulières.

Les hommes, et ceci est une vérité de la thérapeutique comme de la morale, demandent à être examinés un par un. Au point de vue de l'estomac, nous avons besoin de diagnostics certains, qui nous permettent de conclure à la nature de l'affection et aux remèdes à y appliquer.

On se trompe si facilement dans cette étrange complexité de la dyspepsie !

Pour combattre la dilatation de l'estomac, signe caractéristique d'une des formes de la maladie, on s'est servi de procédés très nombreux et, constatons-le avec satisfaction, très efficaces.

On a d'abord interdit à ces dyspeptiques les féculents, les sauces, les aliments liquides, les crudités.

Les viandes grillées leur conviennent, ainsi que le vin coupé d'eau. Parfois il sera indispensable de prendre à chaque repas un peu d'eau de Vichy.

Aujourd'hui on pratique beaucoup les antiseptiques

de l'estomac. M. Bouchard (1) a utilisé, non sans succès, le charbon pulvérulent. Le naphtol serait, as-
sure-t-on, l'antiseptique qui convient le mieux au
tube digestif; en tous cas, il est à la mode.

Le bicarbonate de soude a un rôle prépondérant.
Malheureusement on l'emploie sans trop savoir les
effets qu'il produit sur l'estomac. Il faut surtout prendre garde de ne l'absorber que lorsque l'on aura à
lutter contre des acidités stomacales.

Le café, pour ceux qui en ont l'habitude invétérée,
sera proscrit aussi bien que les alcools.

On a beaucoup vanté, dans le cas qui nous occupe,
la pepsine, la pancréatine, les peptones, etc. Nous
n'en sommes que médiocrement partisan, pas plus
que nous n'employons le fer pour nos dyspeptiques.

Ce qui nous paraît être le plus important dans le
traitement de cette affection, c'est surtout le régime
sédatif et la *continuité* de ce régime. C'est là ce que
nous ne pouvons que rarement obtenir de nos indo-
ciles malades. Et pourtant c'est là le point capital.

Il faut offrir à l'estomac des aliments d'une digestion facile ; on commence par du petit lait, du lait,
des œufs, des viandes grillées. On proscrira les crudités, on ne permettra que les légumes verts cuits,
d'abord en petite quantité. Parfois le vin rouge de-
vra être remplacé par le vin blanc coupé avec une
eau minérale; d'autres fois, la bière, la bière noire,
surtout, la bière de malt vraie sera seule tolérée.

Une prescription topique: Examiner d'où vient

(1) Bouchard, *les Microbes pathogènes*. Paris, 1892 *(Bibl. scientifique contemporaine)*.

la souffrance et s'abstenir de tout ce qui peut la provoquer. C'est peut-être naïf, mais c'est encore ce que
nous avons de mieux.

L'ALIMENTATION DANS LE DIABÈTE.

L'origine du diabète, les diverses formes qu'il
affecte et les organismes auxquels il s'attaque de préférence, autant de questions aussi obscures que com-
plexes. En vain a-t-on émis les hypothèses, les théories
les plus ingénieuses ; le diabète est toujours resté ce
que nous le connaissons, c'est-à-dire le diabète que
nous ne connaissons pas.

Un fait certain, c'est qu'en raison des pertes énormes de sucre que fait le diabétique, perte qui va jusqu'à 200 grammes par jour, il est obligé, pour obvier
à cet inconvénient, de manger beaucoup. Aussi pourrait-on dire que le malade atteint de diabète est
presque toujours boulimique ou du moins qu'il subit toutes les exigences de cette obsédante affection.

Il en est, et cela n'arrive que trop souvent, pour
qui ce traitement ne donne pas le résultat attendu
et qui pourtant semblerait très normal. Le sujet, au
lieu d'engraisser, maigrit considérablement. Et cet
amaigrissement est d'un très fâcheux présage.

Lorsque la présence du diabète a été constatée, il
s'agit tout d'abord d'y remédier avec énergie. Les

symptômes n'en sont pas difficiles à saisir. Le malade n'a plus d'appétit ; ses forces s'en vont avec une alarmante rapidité, une soif intense se déclare. Quant au moral, il est profondément affecté, et il importe de le relever. Prise à son origine, la maladie peut être enrayée, et on fera bien, sitôt que se produiront ces premiers symptômes, de consulter le médecin.

Quoiqu'il en soit, nous nous opposerons à l'abus de ce que l'on est convenu d'appeler la « *bonne chère* ». On a prétendu que le diabète y avait sa source principale. Rien n'est moins prouvé. Cependant l'affection s'attaque de préférence aux gens sédentaires, ce qui, au fond, est encore très heureux, par cette bonne raison qu'ils peuvent plus facilement suivre un régime.

Vous nous demandez le régime qu'il faut suivre.

Avant de parler de ce qu'il faut ordonner, énumérons d'abord les aliments ou les boissons qu'il est nécessaire de prescrire :

Le diabétique commencera par se défendre de l'usage du sucre, sous quelque forme qu'il se présente, et il en sera d'autant plus privé qu'une attirance presque irrésistible le porte à en consommer. Donc, interdiction du miel, des légumes sucrés, des fruits confits, du lait qui a son *glucose* tout particulier, des vins chargés de liqueur, de certaines bières, du cidre doux, des glaces, des chocolats, etc. Tout cela pour chasser du sang le sucre qui s'y trouve déjà en trop grande abondance.

Après les aliments ou boissons sucrés ou susceptibles d'engendrer du sucre, nous défendrons avec rigueur les féculents, quels qu'ils soient, à moins qu'ils ne soient préparés d'une façon particulière, et encore vaut-il mieux ne pas s'en servir.

Le diabétique usera sans inconvénients, de viande et de poisson. Exclure des sauces la farine, trop riche en glucose. Les œufs, les fromages, le beurre, les huiles seront administrés avec avantage, mais accompagnés de mie de pain, aussi peu que possible. Pour combattre l'échauffement du régime, prescrire souvent les salades, la laitue surtout, la plupart des légumes verts, haricots verts, asperges, cresson, etc. Le jambon, le foie gras, les langues fumées, les andouillettes, les harengs marinés, les sardines, les écrevisses, etc., le gibier, la volaille, conviennent encore au diabétique.

Comme nous l'avons dit, ce qu'il faut surtout combattre chez le diabétique, c'est sa tendance trop prononcée à se jeter sur les substances sucrées. Nous conseillerons aux personnes qui nous liront et que cette affection éprouvera, de s'en rapporter à *l'Edulcor* ou Saccharine purifiée par les procédés de M. Charles Garnier, le pharmacien chimiste. On l'a dit ailleurs excellemment: « Quand la découverte de la saccharine n'aurait eu pour résultante que de flatter ce goût (pour le sucre), tout en refrénant les funestes conséquences qu'il recèle, ce remède antidiabétique serait digne de tous les éloges de la médecine. »

TABLE DES MATIÈRES

Orléans. — Imp. G. MORAND, rue Bannier, 47.